W0195625

Inhalt

Geleitwort

Die progressive Muskeldystrophie vom Typ Duchenne ist nach der zystischen Fibrose die häufigste monogene Erbkrankheit des Kindesalters. Sie ist bisher nicht heilbar, geht mit einer progredienten Behinderung und mit einer stark verkürzten Lebenserwartung einher. Daraus ergeben sich für die betroffenen Knaben, ebenso aber für ihre Familien und für die Kinderbetreuer sehr zahlreiche Probleme und Aufgaben.

Das Bedürfnis nach Information über die Krankheit, ihre Ursachen, die zu erwartende Entwicklung, die therapeutischen Möglichkeiten und die psychologischen Aspekte ist sehr groß. Der Arzt findet in der Fachliteratur die wissenschaftlichen Aspekte dargelegt, der Laie kann damit aber wenig anfangen. In dieser Situation haben Dr. Bron und Prof. Pongratz versucht, im vorliegenden Band das Informationsbedürfnis aller Beteiligten zu befriedigen. Aus medizinischer Sicht werden die genetischen Aspekte, die diagnostischen Kriterien und die spezifischen therapeutischen Möglichkeiten geschildert. Darüber hinaus wird aber auch versucht, aus der Sicht der Pflegenden, der Physiotherapeuten und aus psychologische Sicht den ganzen komplexen Bereich zu beleuchten. Zwangsläufig werden nicht alle Abschnitte für jeden der Leser seinen spezifischen Bedürfnissen entsprechen. Jeder wird aber zumindest einen Teil seines persönlichen Informationsbedürfnisses befriedigen können.

Möge der Band dazu beitragen, denen, die unter der progressiven Muskeldystrophie Duchenne als Betroffene oder als Angehörige leiden, aber auch denen, die als Betreuer damit konfrontiert werden, zu helfen, besser mit dem Leiden umzugehen.

Prof. Dr. med. Marco Mumenthaler

Vorwort

Der menschliche Körper ist und bleibt ein Wunder. Immer wieder treten aber Defekte im Erbgut auf, die zu entsprechend vielgestaltigen Symptomen führen. Die progressive Muskeldystrophie vom Typ Duchenne (DMD) ist nach der zystischen Fibrose die zweithäufigste monogene Erbkrankheit. Unter der hereditären Myopathien stellt sie die häufigste und prognostisch bösartigste Form dar, die weltweit bis heute noch keiner ursächlichen Therapie zugänglich ist. Trotz des enormen medizinischem Fortschritts sind hier die Grenzen unserer Möglichkeiten erkennbar.

Eine frühzeitige Diagnosestellung ist eminent wichtig. Der richtige Weg zu einer frühzeitigen Diagnose beginnt damit, dass man daran denkt. Dazu ist jeder Allgemeinmediziner und Kinderarzt herausgefordert. Die sorgfältige Diagnose sollte im Regelfall in einem neuromuskulären Zentrum gestellt und mit molekularbiologischen sowie gegebenenfalls morphologischen und biochemischen Techniken untermauert werden.

Durch die moderne Medizin lässt sich bereits durch vorgeburtliche Analysen der Gendefekt nachweisen. Dabei kommen aufwendige gentechnische Verfahren zur Anwendung. Anschließend ist eine sachkundige und einfühlsame genetische Beratung der Eltern essentiell. Tendenzen der heutigen Gesellschaft, welche Menschen mit Behinderungen wenig Platz einräumt, dürfen den individuellen Entscheidungsprozess nicht beeinflussen.

Die lebenslange ärztliche und therapeutische Betreuung ist interdisziplinär. Von ärztlicher Seite sind Spezialisten aus der Kinderheilkunde, Neurologie, Orthopädie, Kardiologie und Pneumologie involviert. Die Beratung der Familie ist unbedingt notwendig, die Begleitung durch Krankengymnastik und psychosoziale Betreuung essentiell. Die Behandlung der progressiven Muskeldystrophie Typ Duchenne muss interdisziplinär erfolgen, wobei vielfältiger Behandlungsbedarf und große Anforderungen und Erwartungen seitens der Patienten und ihrer Angehörigen vorhanden sind. Gerade im Sinne einer erfolgreichen Therapie kommt der Beratung und Führung der Patienten eine herausragende Bedeutung zu.

Der hier vorgelegte praktische Leitfaden soll dazu beitragen, Brücken zwischen Ärzten, Betreuer und Fachpersonen zu schlagen, um Konfliktsituationen zu minimieren. Er zeigt nicht nur die aktuellen medizinischen Aspekte auf, sondern alle weiteren Facetten ärztlicher und nichtärztlicher Behandlung und Pflege. Als Herausgeber dieses Buches wünschen wir einerseits die Weitergabe von Fachwissen, aber genauso auch die interdisziplinäre Betreuung sowie engagierte Begleitung dieser Patienten.

Die Anfänge dieses Buches liegen nun schon zwei Jahre zurück. Zu dieser Zeit haben wir festgestellt, dass ältere Werke an Aktualität eingebüßt haben und dass immer wieder eine große Lücke im durch Publikationen präsentierten Fachwissen und damit im Endeffekt auch im Wissen des Therapeuten vorlag. Mit diesem Ratgeber versuchen wir diesem Missstand entgegenzutreten, und wünschen uns dabei eine angeregte Diskussion bei der Anwendung entsprechender Themenblöcke.

Durch moderne Hilfsmittel wie das Internet versuchen Betroffene sich direkt Zugang zu den nötigen Informationen zu verschaffen, was immer wieder zu Interpretationsschwierigkeiten der entsprechenden Fachliteratur führt. Dazu kommt, dass in den vergangenen Jahren ein massiver Informationszuwachs auf der Ebene der Gentechnologie erfolgt. Die Diagnostik erfuhr durch biochemische Methoden eine enorme Weiterentwicklung, was zu einer bedeutenden Verfeinerung in der Diagnostik geführt hat. In der medikamentösen Behandlung sind ebenfalls große Fortschritte erzielt worden. Die Überlebensrate der Patienten bleibt hingegen bis heute deutlich reduziert. Dennoch sind gute Ergebnisse in Bezug auf die Gesamtversorgung des Patienten zu verzeichnen, wenn dabei die vielfältigen Möglichkeiten von Diagnostik und Therapie ausgeschöpft werden. Voraussetzung ist vor allem eine konsequente, langjährige und geduldige Anwendung von Sachkenntnissen mit entsprechender fachmännischer Betreuung des Umfeldes sowie des persönlichen Engagement durch das Fachpersonal.

Der Patient, seine Familie und die behandelnden Therapeuten sind auch heute noch bei all ihrem Bemühungen mit den vielfältig falschen Vorstellungen und Vorurteilen konfrontiert, mit denen die Gesellschaft der Muskeldystrophie Duchenne (DMD) und den von ihr Betroffenen begegnet. Effektives und effizientes Arbeiten für die DMD bedeutet nicht nur kompetente Diagnostik, sondern zugleich auch Engagement für die Betroffenen und ihre vielfältigen Probleme in unserer Gesellschaft. Dieses Buch soll dem Arzt und Therapeuten in Klinik und Praxis als Ratgeber in Diagnostik, Therapie und Beratung dienen. Auf eine möglichst aktuelle und umfassende Abhandlung einzelner Kapitel haben wir geachtet.

Wir möchten den Sponsoren zur unterschiedlichen finanziellen Unterstützung des Projektes danken, was die Durchführung ermöglichte und sich zu guter Letzt positiv auf den Buchpreis auswirkt. Im Speziellen sind dabei folgende Firmen und Institutionen zu erwähnen: die Schweizerische Akademie für medizinische Wissenschaften, Schering AG Schweiz, Sanofi AG Schweiz, Spirig AG, Streuli AG, Bimeda AG, BEKAS GmbH, Bayer AG und die Schweizerische Gesellschaft für Muskelkranke. Das Buch wurde unter dem Patronat der Schweizerischen Gesellschaft für medizinische Genetik geschrieben. Wir möchten auch nicht vergessen, den einzelnen Autoren für die geleistete Arbeit zu danken.

Wir hoffen, dass dieser Ratgeber Wissenslücken schließt und damit Therapieerfolge zu verzeichnen vermag, welche im Sinne des Patienten stehen.

Basel und München, Mai 2003 Denis Bron und Dieter Pongratz

1 Klinik

Jürg Luetschg

1.1 Allgemeines zu den Dystrophinopathien

Der Muskeldystrophie Duchenne (DMD) liegt ein Gendefekt im Dystrophin-Gen zugrunde. Auf zellulärer Ebene ist die Membranstabilität nicht mehr gewährleistet, woraus eine Beeinträchtigung der Zellfunktion resultiert. Im Zeitverlauf gehen die Muskelzellen zugrunde, andere übernehmen deren Funktion. Ist dieser Zellersatz erschöpft, finden Umbauprozesse durch Binde- und Fettgewebe statt. Dies wird auch als die eigentliche Dystrophie bezeichnet, die für die DMD pathognomonisch ist.

Die Muskeldystrophie Duchenne wurde erstmals 1851 von Edward Meryon (1851, 1852) beschrieben. In seiner grundlegenden Arbeit hob er drei wichtige Elemente heraus:

- Es sind nur männliche Individuen befallen.
- Bei der anatomischen Untersuchung im Rückenmark fand man keine Schädigungen und vor allem keine Vorderhornzelluntergänge.
- Durch präzise histologische Beobachtungen fand er heraus, dass der Defekt im Sarkolemm, d.h. in der Muskelmembran liegt.

Meryons Arbeit geriet rasch in Vergessenheit, sodass die Krankheit 1868 von Guillaume Benjamin Amand Duchenne erneut in großen Details beschrieben werden konnte.

Erst 1934 erkannte Kostekow, dass neben der relativ rasch progredient verlaufenden Muskeldystrophie Duchenne eine weitere langsame progrediente X-chromosomal vererbte Muskeldystrophie mit ausgeprägter proximler Muskelschwäche existiert. Becker (1955, 1962) zeigte dann 1955, dass sich diese Erkrankung von der Muskeldystrophie insofern unterscheidet, als die Patienten erst im Alter von 25 bis 30 Jahre gehunfähig werden und eine deutlich längere Lebenserwartung haben.

Kingston et al. fanden 1983 den Gendefekt für beide Krankheiten in der p21-Region des X-Chromosoms, d.h. die Muskeldystrophie Duchenne und Becker sind allelische Störungen mit einer Mutation im gleichen Gen.

1.2 Klinische Symptomatik und Diagnostik der Muskeldystrophie Duchenne

Die Krankheit beginnt schon pränatal, und es konnte festgestellt werden, dass Dystrophin, welches bei normalen Föten im 2. Trimenon nachweisbar ist, bei diesen Patienten fehlt. In der Regel sind die intrauterinen Kindsbewegungen normal. Die Kinder fallen gelegentlich nach der Geburt durch eine allgemeine Muskelhypotonie auf. Etwa 50 Prozent der Patienten zeigen eine verzögerte motorische Entwicklung und werden erst nach dem 18. Monat gehfähig, und 25 Prozent erreichen die Gehfähigkeit sogar erst nach zwei Jahren. Die Patienten lernen in der Regel nicht flüssig rennen. Sie stürzen oft und haben Schwierigkeiten beim Treppensteigen. Beim normalen Gehen findet man eine Spitzfußtendenz und einen wippenden Gang (positives Trendelenburgzeichen infolge einer Schwäche des M. glutaeus medius). Schon früh fallen vergrößerte gut geformte Waden auf (Pseudohypertrophie der Wadenmuskulatur). Die Sehnenreflexe sind in den ersten Jahren auslösbar und schwächen sich im Verlaufe der Krankheit ab, wobei zum Beispiel die Patellarsehenenreflexe vor den Achillessehnenreflexe verschwinden (Bushby et al. 1999, Emery 1967, 1993, 2000, 2001, Essex & Roper 2001).

Die Muskelschwäche ist in der Regel bilateral und symmetrisch, wobei die Beine mehr als die Arme und die proximalen Muskeln mehr als die distalen befallen sind (**Abb. 1-1** bis **1-3**). Am stärksten befallen sind die Mm. quadriceps, glutaei und iliopsoas an den unteren Extremitäten und die Mm. latissimus dorsi, sternocleidomastoideus, der Kopf des M. pectoralis major, sowie die Mm. brachioradialis, biceps und triceps an den oberen Extremitäten.

Auffallend ist der oft sehr selektive Befall: Zum Beispiel ist der Quadrizeps mehr als die «Hamstrings», der Trizeps mehr als der Bizeps, die Handextensoren mehr als die Flexoren und Dorsalextensoren der Füße mehr als Plantarflexoren befallen (Bonset 1969).

Auch innerhalb der einzelnen Muskeln ist der Befall sehr unterschiedlich. So ist zum Beispiel im Musculus pectoralis das sternokostale Ende mehr befallen als das klavikulare, während im Musculus sternocleidomastoideus das klavikulare Ende mehr als das sternale Ende befallen ist. Im späteren Verlauf findet man auch einen leichten Befall der Gesichtsmuskulatur sowie eine zunehmende Schwäche der interkostalen Muskeln mit Folgen für die Atem-

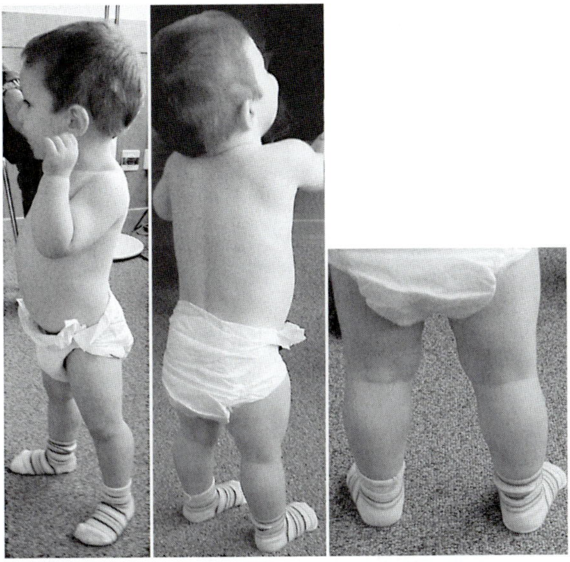

Abbildung 1-1: 22 Monate alter Knabe mit Muskeldystrophie Duchenne. Stehen mit durchgestreckten Beinen, leichte Wadenhypertrophie und Hyperlordose. CK 12 000.

motorik. In der Regel sind Kau- und Schluckmuskeln sowie die Sphinkterkontrolle von Blase und Darm nie befallen.

Dieses typische Bild des Muskelbefalls erklärt auch das Gower'sche Zeichen (**Abb. 1-4**). Wegen der Schwäche in den Knie- und Hüftextensoren und der Bauchmuskulatur sind die auf dem Rücken liegenden Kinder gezwungen, sich zuerst auf den Bauch zu drehen, und müssen beim Aufstehen mit Unterstützung der Hände an den Knien entlang hochklettern. Versucht man die Kinder bei der Untersuchung in der Axilla hochzuheben, gleiten sie durch die Hände des Untersuchers, indem es zu einem Schulterhochstand resp. Rumpftiefstand als Zeichen der Schwäche der Pektoralismuskeln kommt.

Klinischer Verlauf

Bei den befallenen Knaben ist die Muskelschwäche progredient. Es können allerdings längere stabile Perioden gesehen werden, welche dann wieder von Zeiten der Verschlechterung gefolgt sind. 95 Prozent der Knaben werden vor dem 12. Altersjahr rollstuhlabhängig. Die Rollstuhlabhängigkeit gibt auch einen Hinweis auf die Prognose der Krankheit, d.h. je früher die Patienten nicht mehr gehfähig sind, desto kürzer ist die Lebenserwartung. Im Verlauf werden oft zunehmende Kontrakturen im Bereiche der Ellenbogen- und Kniegelenke sowie in der Hüfte beobachtet. Gleichzeitig findet man einen Pes equinovarus.

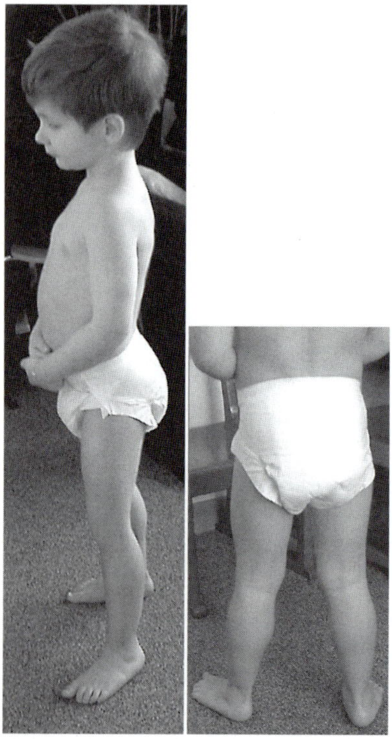

Abbildung 1-2: 3½-jähriger Knabe mit Muskeldystrophie Duchenne. Deutliche Wadenhypertrophie und Atrophie der Oberschenkelmuskulatur. Hyperlordose. CK 15000.

Mit zunehmender Muskelschwäche kommt es immer mehr zur Kyphoskoliose und zu Thoraxdeformitäten. Damit verschlechtert sich die Lungenfunktion. Diese Verschlechterung wird dann auch durch die zunehmende Schwäche der interkostalen Muskulatur verstärkt. Pneumonien sind die Folge und auch eine der häufigsten Todesursachen. Seit man auf diese Probleme vermehrt aufmerksam wurde, hat sich die Lebenserwartung der Patienten verlängert (Emery 1993, 2000, 2001).

Gleichzeitig mit der Verschlechterung der Lungenfunktion stellt sich oft eine zunehmende Herzinsuffizienz ein, und echokardiographisch kann eine dilatative Kardiomyopathie nachgewiesen werden.

Befall der glatten Muskulatur

Obwohl Dystrophin hauptsächlich in der quergestreiften Muskulatur vorhanden ist, findet man auch Funktionsstörungen der glatten Muskulatur. Damit kann es zu Miktionsstörungen wegen mangelnder Detrusorfunktion der Blase oder zu einem paralytischem Ileus sowie einer starken Magendilatation kommen (Cohn & Campbell 2000).

Befall des Herzmuskels

In der Regel ist der Herzmuskel mitbefallen, und man findet schon früh eine hohe R-Welle im EKG der ersten präkardialen Ableitung. Im Verlauf entwickelt sich eine dilatative Kardiomyopathie, welche echokardiographisch nachgewiesen werden kann. Die Echokardiographie muss schon bei der Diagnosestellung durchgeführt werden, um den für die Prognose wichtigen kardiologischen Verlauf genau zu beurteilen (Perloff et al. 1967).

Befall des zentralen Nervensystem

Der IQ der Duchenne-Patienten ist in der Regel 20 Prozent tiefer als derjenige der normalen Probanden, und etwa 20 Prozent der Duchenne-Patienten zeigen sogar einen IQ unter 70. Dabei fällt auf, dass der verbale IQ tiefer liegt als der Handlungs-IQ. Diese mentale Behinderung ist aber im Gegensatz zur Muskelfunktion nicht progredient (Emery 1993, 2000, 2001).

Laborbefunde

Als erste Orientierung sollte die Kreatinin-Kinase bestimmt werden. Diese liegt bei Patienten mit Muskeldystrophie Duchenne mehr als zehnfach über der Norm.

Elektromyographie

Die Elektromyographie ist für diagnostische Abklärungen zur Unterscheidung zwischen einem myopathischen oder einem neurogenen Prozess indiziert. In der Regel findet man bei der Muskeldystrophie Duchenne Potentiale

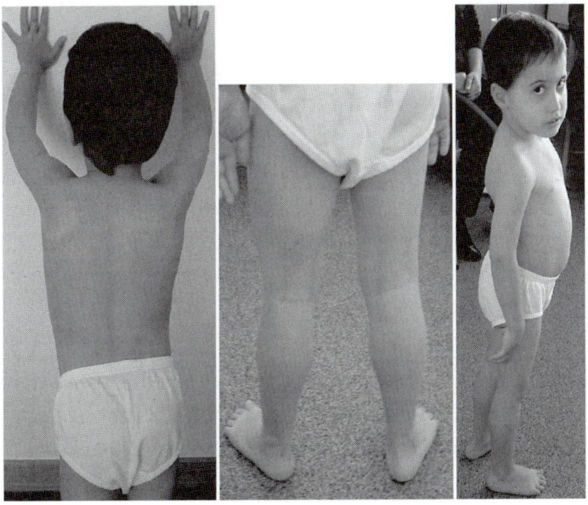

Abbildung 1-3: 5½-jähriger Knabe mit Muskeldystrophie Duchenne. Hypertrophe Waden. Muskelatrophien im Oberarm-Schultergürtelbereich.

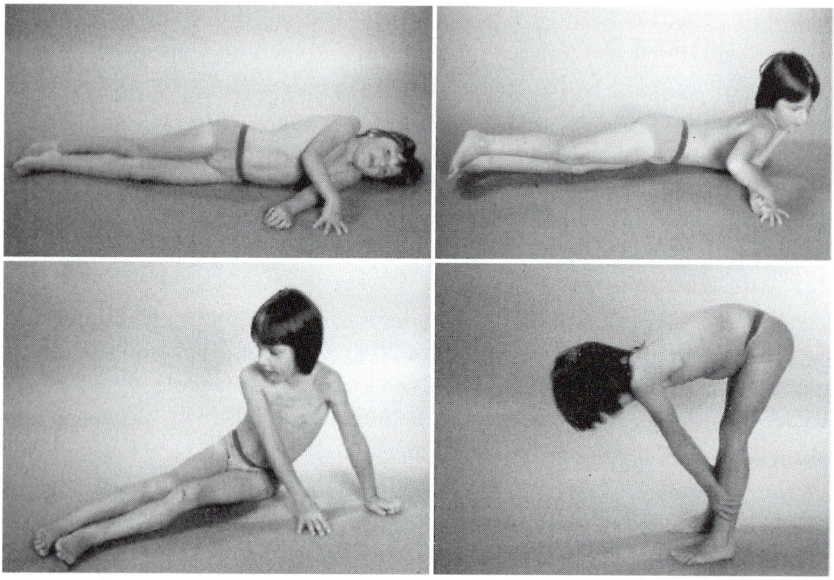

Abbildung 1-4: Gowers-Zeichen bei einem 7-Jährigen mit Muskeldystrophie Duchenne.

motorischer Einheiten von niedriger Amplitude und kurzer Dauer sowie vermehrt polyphasische Potentiale. Bei maximaler Willkürinnervation zeigt sich ein Interferenzmuster von niedriger Amplitude bei gleichzeitig sehr geringer Kraftentwicklung. Gelegentlich findet man auch Spontanaktivität in Form von Fibrillationspotentialen, scharfen Wellen und positiven scharfen Wellen. Bei einer klinisch eindeutigen Situation mit sehr hohen CK-Werten ist die Elektromyographie überflüssig (Emery 2001).

Ultraschalluntersuchung des Muskel

Die Ultraschalluntersuchung des Muskels ist eine einfache sensitive, aber nicht sehr spezifische Methode. Myopathische Veränderungen manifestieren sich in erhöhter Echogenizität, und man findet einen Verlust der Faserung. Meist ist die Ultraschalluntersuchung des Muskels für die Diagnosestellung nicht erforderlich, für die Verlaufsbeobachtung ist sie jedoch wertvoll.

Muskelbiopsie

Für die Diagnosestellung ist die Muskelbiopsie entscheidend, d.h. der in der Muskelhistologie fehlende immunhistochemische Nachweis von Dystrophin. In der konventionellen Histologie findet man neben Nekrosen degenerative Muskelveränderungen und auch Regenerationen von Muskelfasern. Gleichzeitig ist das Bindegewebe stark vermehrt, und man findet immer wieder zelluläre Abraumzonen mit Makrophagen, gelegentlich sind auch T8-Lymphozyten beziehungsweise T4-Lymphozyten in geringer Zahl beigemengt (Emery 2001).

Molekulargenetische Untersuchung

Die molekulargenetischen Untersuchungen beim Kind und der Mutter sind vor allem für die genetische Beratung der Familie sehr wichtig. Zu den Einzelheiten siehe Kapitel 3.

1.3 Klinische Symptomatik der Muskeldystrophie Becker

Die Krankheit wird zwischen dem 3. und 35. Lebensjahr manifest, in der Regel zwischen dem 6. und 18. Altersjahr. In größeren Statistiken liegt das mittlere Alter bei Beginn bei 11,1 Jahren. Einige Patienten zeigen schon eine verzögerte motorische Entwicklung und lernen verspätet gehen. In der Regel fallen die Patienten im Vorschulalter durch häufige Stürze, Schwierigkeiten beim Treppensteigen, einen watschelnden Gang und Probleme beim Rennen auf. Diese Störungen werden durch eine Muskelschwäche der initial befallenen unteren Extremitäten verursacht. Daneben klagen die Patienten viel häufiger als die Duchenne-Patienten über Myalgien und Muskelkrämpfe, vor allem in den Waden. Sportliche Aktivitäten oder eine Anästhesie können eine Rhabdomyolyse hervorrufen. Gelegentlich findet man eine asymptomatische Hyperkaliämie. Diese kann sich bei Gabe von Anästhetika, vor allem bei Verabreichung von Succinylcholin, verstärken und zu lebensbedrohlichen Herzrhythmusstörungen führen. Unter Anästhesie besteht auch die Gefahr einer malignen Hyperthermie (Becker 1962, Bieber et al. 1989, Bradley et al. 1978, Bush & Dubowitz 1991, Gold et al. 1992, Ohkoshi et al. 1995, Siciliano et al. 1994, 1999).

Die Verteilung des Muskelbefalls ist bei der Becker'schen Muskeldystrophie ebenfalls sehr typisch. Primär findet man einen symmetrischen Befall der proximalen Muskeln der unteren Extremitäten (**Abb. 1-5** und **1-6**). Initial sind in der Regel der Glutaeus maximus, medius und minimus befallen. Sehr bald findet man auch eine Schwäche in den Mm iliopsoas, quadriceps femoris und erector spinae. Später kommen die langen dorsalen Thoraxmuskeln und die proximalen Muskeln der oberen Extremitäten dazu. Darunter fallen vor allem der sternokostale Anteil des Musculus pectoralis, die Mm. latissimus dorsi, rhomboidei der serratus, trapezius (mittlerer und unterer Anteil), deltoideus, bizeps, trizeps, sowie brachioradialis (Becker 1962).

Die Wadenmuskeln sind bis spät im Verlauf nicht befallen. Ebenso findet man keinen oder nur einen geringen Befall der distalen Vorderarm und Hand und der Fußmuskeln. Gelegentlich findet man auch eine Schwäche der Hamstrings, der Hüftadduktoren sowie der Nackenflexoren. Die Ausdehnung des Befalls kann mit Hilfe der CT-Muskelbildgebung genau eruiert werden. Für die Therapien ist aber ausschließlich die Muskelfunktion und weniger die Morphologie entscheidend (Becker 1962, Sunohara et al. 1990, de Visser & Verbeeten 1985, Wada et al. 1990).

Muskelhypertrophien findet man vor allem in der Wadenmuskulatur (Abb. 1-5), gelegentlich auch in anderen Muskeln. Im M. gluteaus maximus und in der Wadenmuskulatur kann es schon früh zu Kontrakturen kommen. Im weiter fortgeschrittenen Krankheitsverlauf findet man aber auch andere Kontrakturen und eine zunehmende Skoliose (Bradley et al. 1978, Ringel et al. 1997, Rotthauwe & Kowalewski 1966).

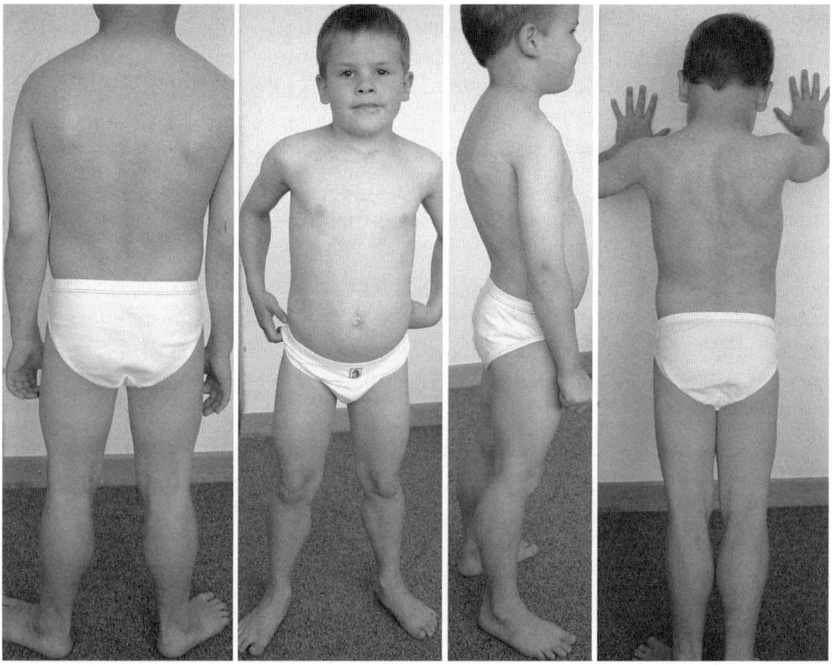

Abbildung 1-5: 7-jähriger Knabe mit Muskeldysprophie Becker. Deutliche Wadenhypertrophie und leichte Muskelschwäche in der Oberschenkelmuskulatur, Probleme beim Schulturnen. CK 8000. Bruder des Patienten von Abbildung 1-6.

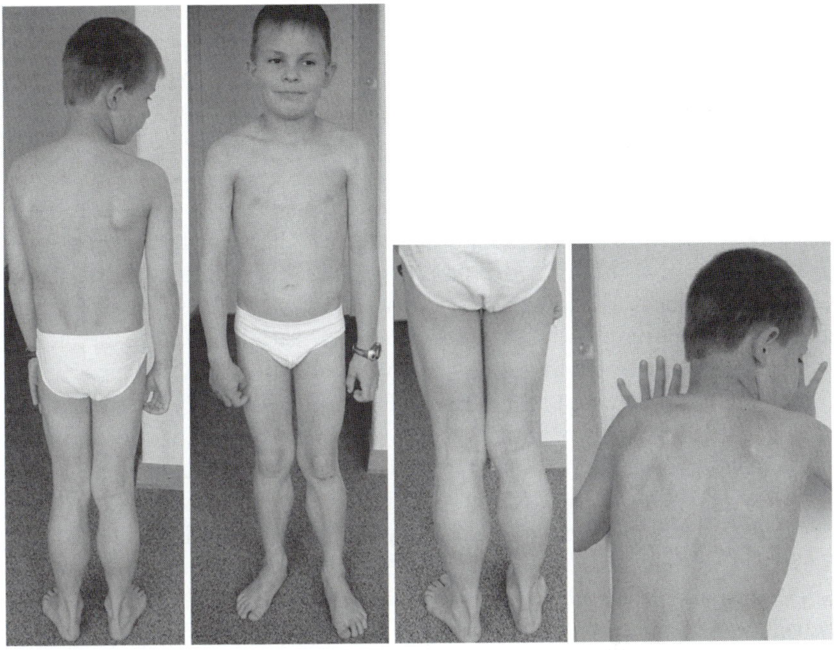

Abbildung 1-6: 9-jähriger Knabe mit Muskeldystrophie Becker. Deutliche Wadenhypertrophie. Subjektiv keine Einschränkung der physischen Leistungsfähigkeit. CK 12000.

Herzmuskelbefall

Auch bei der Becker'schen Muskeldystrophie ist eine Mitbeteiligung des Myokards keine Ausnahme. Man findet wie bei der Duchenne-Muskeldystrophie in V1 eine hohe R-Zacke und pathologische Q-Wellen, welche auf eine Schädigung der posterobasalen und unteren Wand des linken Ventrikels hinweisen. Dieser Befall ist das erste Zeichen einer sich entwickelnden dilatativen Kardiomyopathie. Gelegentlich ist die Kardiomyopathie stärker ausgeprägt als der Skelettmuskelbefall (Grain et al. 2001, Hoogerwaard et al. 1997, Nigo et al. 1994, 1995, Wada et al. 1990).

Kognitive und mentale Störungen

25 Prozent der Patienten mit Becker-Muskeldystrophie haben einen IQ von weniger als 75. Dabei fand sich eine Beziehung zum Verlust einer Isoform des Dystrophins (Dp 140), welche hauptsächlich während der fetalen Hirnentwicklung exprimiert wird (Bardoni et al. 2002, Hodgson et al. 1992, North et al. 1996).

Veränderungen der Retina

Drei Isoformen des Dystrophin (Dp 427, Dp 260 und Dp 70) werden in der äußeren plexiformen Schicht der Retina expremiert. Damit lassen sich abnorme Elektroretinogramme erklären (Girlanda et al. 1997).

Krankheitsverlauf

Der Krankheitsverlauf der Becker-Muskeldystrophie ist sehr variabel. Auf der einen Seite findet man Patienten, die bis ins 60. Altersjahr fast asymptomatisch bleiben, und auf der anderen Seite solche, welche eine rasche Progression ähnlich der Muskeldystrophie Duchenne zeigen. Diese Variabilität findet sich nicht nur interfamiliär, sondern auch intrafamiliär. In der Regel werden die Patienten nicht vor dem 16. Altersjahr rollstuhlabhängig.

Auch das Todesalter ist sehr variabel: Es liegt bei 17 bis 74 Jahren, durchschnittlich 40 Jahren, d.h. etwa 25 bis 30 Jahre nach Beginn der Erkrankung.

Die gleiche Variabilität findet man auch bei der Herzmitbeteiligung. Einige Patienten sterben an einer furminanten Kardiomyopahie, während Mitglieder der gleichen Familien jahrzehntelang nur eine leichte linksventrikuläre Dilatation zeigen. Nach Nigro et al (1994, 1995) und Hoogerwaard et al. (1997) nimmt der Anteil der kardialen Symptome mit zunehmender Krankheitsdauer zu.

Literatur

Bardoni A., Felisari G., Sironi M., Comi G., Lai M., Robotti M. et al. (2002). Loss of DP140 regulatory sequences is associated with cognitive impairment in dystrophinopathies. *Neuromuscular Disorders*, 10: 194–9.

Baumbach L. L., Chamberlain J. S., Ward P. A., Farwell N. J., and Caskey C. T. (1989). Molecular and clinical correlations of deletions leading to Duchenne and Becker muscular dystrophy. *Neurology*, 39: 465–74.

Becker P. E. (1962). Two new families of benign sex-linked recessive muscular dystrophy. *Revue of Canadian Biology*, 21: 551–67.

Becker P. E. and Kiener F. (1995). Eine neue X-chromosomale Muskeldystrophie. *Archiv für Psychiatrie und Zeitschrift Neurologie*, 193: 427–48.

Bieber F., Hoffman E. and Amos J. A. (1989). Dystrophin analysis in Duchenne muscular dystrophy: use in fetal diagnosis and genetic counselling. *American Journal of Human Genetics* 45 362–7.

Bonset C. A. (1969) *Studies of Pseudohypertrophic Muscular Dystrophy*. Thomas Springfield.

Bradley W. G., Jones M. Z., Mussini J. M. m and Fawcett P. R. W. (1978). Becker-type muscular dystrophy. *Muscle & Nerve*, 1: 111–32.

Bush A. and Dubowitz V. (1991). Fatal rhabdomyolysis complicating general anaesthesia in a child with Becker muscular dystrophy. *Neuromuscular Disorders*, 1: 201–4.

Bushby K. M. D., Thambyayah M., and Gardner-Medwin D. (1991). Prevalence and incidence of Becker muscular dystrophy. *Lancet*, 337: 1022–4.

Bushby K. M. D., and Gardner-Medwin D. (1993). The clinical, genetic and dystrophin characteristics of Becker muscular dystrophy. I. Natural history. *Journal of Neurology*, 240: 98–104.

Bushby K., Hill A., and Steele J. G. (1999). Failure of early diagnosis in symptomatic Duchenne muscular dystrophy. *Lancet*, 353: 557–8.

Cohn R. D. and Campbell K. P. (2000). Pathogenetic role of the sarcoglycan-sarcospan complex in cardiomyxopathies. *Acta myologica* 19: 171–80.

Duchenne G. B. A. (1868). Recherches sur la paralysie musculaire pseudohypertrophique ou paralysie myo-sclérosique. *Archives Génerales de Médecine*, 11: 5–25, 179–209, 305–21, 421–43, 552–88.

Emery A. E. H. (1993). *Duchenne Muscular Dystrophy* (2nd edn.) Oxford: Oxford University Press.

Emery A. E. H. (2000). *Muscular Dystrophy: The Facts* (2nd edn.) Oxford: Oxford University Press.

Emery A. E. H: (2001). *The Muscular Dystrophies*. Oxford: Oxford University Press.

Emery A. E., Clack E. R., Simon S., and Taylor J. L. (1967). Detection of carriers of benign X-linked muscular dystrophy. *British Medical Journal*, 4: 522–3.

Emery A. E. H. and Skinner R. (1976) Clinical studies in benign (Becker type) X-linked muscular dystrophy. *Clinical Genetics*, 10: 189–201.

England S. B., Nicholson L. V. B., Johnson M. A., Forrest S. M., Love D. R., Zubrzycka-Gaarn E. E., et al. (1990). Very mild muscular dystrophy associated with the deletion of 46 % of the dystrophin. *Nature*, 343: 180–2.

Essex C. and Roper H. (2001). Late diagnosis of Duchenne's muscular dystrophy presenting as global developmental delay. *British Medical Journal*, 323: 37–8.

Girlanda P., Quartarone A., Buceti R., Sinicropi S., Macaione V., Saad F. A. et al. (1997). Estra-muscle involvement in dystrophinopathies: an electroretinography and evoked potential study. *Journal of the Neurological Scienes*, 146: 127–32.

Glass I. A., Nicholson L. V., Watkiss E., Johnson M. A., Roberts R. G., Abbs S. et al. (1992). Investigation of a female manifesting Becker muscular dystrophy. *Journal of Medical Genetics*, 29: 578–82.

Gold R., Kress W., Meurers B., Meng G., Reichmann H. and Muller C.R. (1992). Becker muscular dystrophy: detection of unusual disease courses by combined approach to dystrophin analysis. *Muscle & Nerve*, 15: 214–8.

Grain L., Cortina-Borja M., Forfar C. Hilton-Jones D., Hopkin J. and Burch M. (2001). Cardiac abnormalities and skeletal muscle weakness in carriers of Duchenne and Becker muscular dystrophies and controls. *Neuromuscular Disorders*, 11: 186–91.

Hodgson S.V., Abbs S., Clark S., Manzur A., Heckmatt J. Z. H., Dubowitz V. et al. (1992). Correlation of clinical and deletion data in Duchenne and Becker muscular dystrophy, with special reference to mental ability. *Neuromuscular Disorders*, 2: 269–76.

Hoogerwaard E. M., De Voogt W. G., Wilde A. A. M., van der Wouw P. A., van Ommen G.-J. B., and de Visser M. (1997). Evolution of cardiac abnormalities in Becker muscular dystrophy over a 13-year period. *Journal of Neurology*, 244: 657–63.

Kostakow St. (1934) Die progressive Muskeldystrophie, ihre Vererbung und Glykolbehandlung. *Deutsches Archiv für klinische Medizin, 176: 467–74.*

Kingston H. M, Thomas N. S., Pearson P. I., Sarfarazzi M. and Harper P. S. (1983). Genetic linkeage between Becker muscular dystrophy and polymorphic DNA Sequence on the short arm of the x-chromosome. *Journal of medical Genetics, 20: 255*–8.

Markand O. N., North R. R., D'Agosstino A. N. and Daly D. D. (1969). Benign sex-linked muscular dystrophy. *Clinical and pathological features. Neurology*, 19: 617–33.

Medori R., Brooke M. H. and Waterston R. H. (1989). Two dissimilar brothers with Becker's dystrophy have an identical genetic defect. *Neurology*, 39: 1439–6.

Meryon E. (1851). On fatty degeneration of the voluntary muscles (Report of the Royal Medical & Chirurgical Society, De. 9, 1851) *Lancet*, 2: 588–9.

Meryon E. (1852). On granular and fatty degeneration of the voluntary muscles. *Medico-Chirurgical Transactions*, 35: 73–84.

Moser H. and Emery A. E. H. (1974). The manifesting carrier in Duchenne muscular dystrophy. *Clinical Genetics*, 5: 271–84.

Nigro G., Politano L., Nigro V., Petretta v. R. and Comi L. I. (1994). Mutation of dystrophin gene and cardiomyopathy. *Neuromuscular Disorders*, 4: 371–9.

Nigro G., Comi L. I., Politano L., Limongelli F. M., Retretta V. R., Passamano L. et al. (1995). Evalution of the cardiomyopathy in Becker muscular dystrophy. *Muscle & Nerve*, 18: 283–91.

Norman A., Thomas N. Coakley J. and Herper P. (1989). Distinction of Becker from limb girdle muscular dystrophy by means of dystrophin cDNA probes. *Lancet*, i, 466–8.

North K. N., Miller G., Iannacone S.T., Clemens P. R., Chad D. A., Bella I. et al. (1996). Cognitive dysfunction as the major presenting feature of Becker's muscular dystrophy. *Neurology*, 46: 461–5.

Ohkoshi N., Yoshizawa T., Mizusawa H., Shoji S., Toyama M., Iida K. et al. (1995). malignant hyperthermia in a patient with Becker muscular dystrophy: dystrophin analysis and caffeine contracture study. *Neuromuscular Disorders*, 5: 53–8.

Palmucci L., Doriguzzi C., Mongini T., Chiado-Piat L., Restagno G., Carbonara A. et al. (1992). Dilating cardiomyopathy as the expression of Xp21 Becker type muscular dystrophy. *Journal of the Neurological Sciences*, 111: 218–21.

Perloff J. K., Roberts W. C., De Leon A. C. and O'Doherty D. (1967). The distinctive electrocardiogramm of Duchenne's progressive muscular dystrophy. *American Journal of Medicine*, 42: 179–88.

Petrof B. J., Shrager J. B., Stedmann H. H. et al. (1993). Dystrophin protects the sarcolemma from stresses developed during muscle contraction. *Proceedings of the National Academy of Sciences, USA*, 90: 3710–14.

Ringel S.P., Carroll J. E. and Schold S.C. (1997). The spectrum of mild X-linked recessive muscular dystrophy. *Archives of Neurology*, 34: 408–16.

Rotthauwe H.W. and Kowalewski S. (1966). Gutartige X-rezessive X-chromosomal vererbte Muskeldystrophie. *Humangenetik*, 3: 17–40.

Siciliano G., Fanin M., Angelini C., Pollina L. E., Miorin M., Saad F. A. et al. (1994). Prevalent cardiac involvement in dystrophin Becker type mutation. *Neuromuscular Disorders*, 4: 381–6.

Siciliano G. Tessa A., Renna M., Manca M. L., Mancuso M. and Murri L. (1999). Epidemiology of dystrophinopathies in North-West Tuscany: a molecular genetics-based revisitation. *Clinical Genetics*, 56: 51–8.

Steare S.E. and Dubowitz V. (1992), Subclinical cardiomyopathy in Becker muscular dystrophy. *British Heart Journal*, 68: 304–8.

Sunohara N., Arahata K., Hoffmann E. P., Yamada H., Nishimiya J., Arikawa E. et al. (1990). Quadriceps myopathy: forme fruste of Becker muscular dystrophy. *Annals Neurology*, 28: 634–9.

de Visser M. and Verbeeten M. (1985). Computed tomography of the skeletal musculatur in Becker-type muscular dystrophy and benign infantile spinal muscular atrophy. *Muscle & Nerve*, 8: 435–44.

de Visser M., Bakker E., Defesche J. C., Bolhuis P. A. and van Ommen G. J. (1990). An unusual variant of Becker muscular dystrophy. *Annals of Neurology*, 27: 578–81.

de Visser M., de Voogt W.G., and de la Rivière G.V. (1992). The heart in Becker muscular dystrophy, facioscapulohumeral dystrophy, and Bethlem myopathy. *Muscle & Nerve*, 15: 591–6.

Wada Y., Itoh Y., Furukawa T., Tsukagoshi H. and Arahata K. (1990). «Quadriceps myopathy»: a clinical variant form of Becker muscular dystrophy. *Journal of Neurology*, 237: 310–2.

2 Diagnostik

Tiemo Grimm

2.1 Genetische Grundlagen der Muskeldystrophie Duchenne und Becker

Becker (1940) hat als Erster eindeutig zwischen der autosomal dominanten Muskeldystrophie (= fazioskapulohumerale M.), der autosomal rezessiven (= Gliedergürtelmuskeldystrophie) und der Form der progressiven Muskeldystrophie mit X-chromosomaler Vererbung unterschieden. Die häufigste Form ist die X-chromosomal vererbte Muskeldystrophie Duchenne (DMD). Becker und Kiener (1955) beschrieben, dass es neben der schwer verlaufenden DMD noch einen milder verlaufenden X-chromosomalen Typ gibt. Dieser erhielt später den Namen Becker-Muskeldystrophie (BMD). Schon in seiner Erstbeschreibung vermutete Becker und Kiener (1955), dass beide Muskeldystrophien allelisch seien.

Unter 3000 männlichen Neugeborenen befindet sich ein erkrankter Knabe, und unter 2250 weiblichen Neugeborenen ist eine Konduktorin, die in der Regel klinisch gesund ist; allerdings zeigen zirka 2,5 bis 8 Prozent der Konduktorinnen später klinische Symptome (Norman und Harper 1989; Hoffmann et al. 1992). Damit liegt die Inzidenz der DMD bei etwa 30×10^{-5} (Emery 1991). Aufgrund der genetischen Beratung, Heterozygotendiagnostik und Pränataldiagnostik könnte die Inzidenz sich in den letzten Jahren verringert haben (Essen et al. 1992). Die Inzidenz der BMD liegt bei etwa $1{,}4 \times 10^{-5}$ (Emery 1991).

Die Muskeldystrophien Duchenne und Becker werden X-chromosomal rezessiv vererbt. Bereits Gowers (1879) beobachtete, dass bei der Muskeldystrophie im Kindesalter überwiegend Knaben betroffen sind und weitere Erkrankte nur in der mütterlichen Verwandtschaft vorkommen. Die heterozygoten Frauen sind in der Regel gesund. Die Hälfte der Söhne von Überträgerinnen erkranken, und die Hälfte der in der Regel gesunden Töchter sind wiederum Konduktorinnen. Die Nachkommen von BMD-Patienten sind alle gesund, wobei sämtliche Töchter obligate Überträgerinnen sind.

Indirekte Schätzungen der Mutationsrate für DMD ergeben einen Wert von $\mu=10^{-4}$, der deutlich höher liegt als bei anderen Erbkrankheiten. Für die BMD wird die Mutationsrate auf $\mu=5{,}4\times10^{-6}$ geschätzt. Berücksichtigt man die unterschiedlichen Mutationstypen (z.B. Deletionen, Punktmutationen) findet man Geschlechtsunterschiede für die Mutationsraten. Deletionen enstehen vorwiegend in der Oogenese und Nicht-Deletionen (z.B. Punktmutationen) häufiger in der Spermatogenese (Grimm et al. 1994).

Entsteht eine Mutation erst während der Keimzellentwicklung, kann ein Mosaik von gesunden und defekten Keimzellen (Keimzellmosaik) entstehen. Mit Hilfe von molekulargenetischen Methoden konnten bei DMD/BMD Keimzellmosaike nachgewiesen werden (Grimm et al. 1990; Essen et al. 1992). Während gesicherte Überträgerinnen ein Wiederholungsrisiko von 50 Prozent haben, liegt für Frauen mit einem nachgewiesenem Keimzellmosaik das Risiko im Durchschnitt bei zirka 17 Prozent, einen Sohn mit DMD zu bekommen (Müller et al. 1995). Mütter eines DMD-Patienten, die nachweislich keine somatischen Überträgerinnen sind, haben aufgrund des immer noch möglichen Keimzellmosaikes eine Wahrscheinlichkeit von etwa 10 Prozent, einen Sohn zu bekommen, der an DMD erkrankt beziehungsweise eine Tochter, die Konduktorin ist (Essen et al. 1992).

2.2 Klinik und Verlauf

Die ersten klinischen Symptome treten häufig bereits vor dem 3. Lebensjahr auf. Mehr als die Hälfte der DMD-Patienten lernt erst mit 18 Monaten oder später frei gehen. Bei 95 Prozent der Erkrankten tritt im Alter von 7 bis 13 Jahren der Verlust der Gehfähigkeit ein (Rollstuhlalter). Die mittlere Lebenserwartung liegt bei 20 bis 25 Jahren. Bei den BMD-Patienten bleibt die Gehfähigkeit deutlich länger erhalten. Die durchschnittliche Lebenserwartung liegt bei über 45 Jahren.

Die progressive Muskelschwäche ist bei den DMD/BMD-Patienten das wichtigste klinische Zeichen. Die Muskelschwäche ist symmetrisch, wobei die proximalen Muskeln stärker betroffen sind als die distalen. Charakteristisch sind (Pseudo-)Hypertrophien der Waden (**Abb. 2-1**). Die Schwäche beginnt im Beckengürtelbereich; die Patienten haben Probleme beim Aufstehen aus der Hocke (positives Gowers-Zeichen) (**Abb. 2-2**). Relativ spät werden die Muskeln des Schultergürtels befallen. Mit der zunehmenden Dystrophie der Muskulatur treten Beugekontrakturen der Gelenke und eine

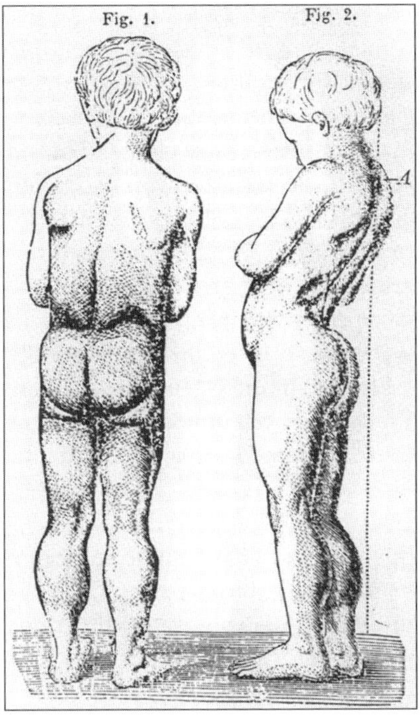

Abbildung 2-1: DMD-Patient; Original-Abbildung von Duchenne (1861).

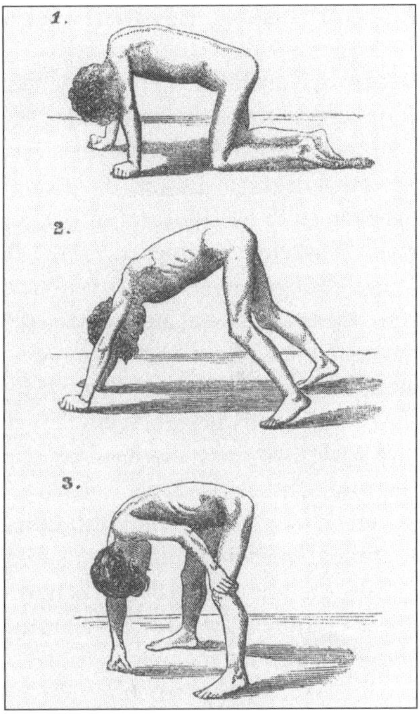

Abbildung 2-2: Gowers-Zeichen (Gowers, 1879).

Verkürzung der Achillessehne ein. Besonders beeinträchtigt sind die Patienten durch eine progrediente Torsions-Skoliose der lumbo-dorsalen Wirbelsäule.

Die Herzmuskulatur ist häufig mitbetroffen. In seltenen Fällen können BMD-Patienten eine schwere dilatative Kardiomyopathie entwickeln, bevor überhaupt Symptome der Skelettmuskulaur auftreten (Muntoni et al. 1993). Eine geringgradige geistige Retardierung wird bei etwa einem Drittel der DMD-Patienten beobachtet.

Die wichtigste, wenn auch relativ unspezifische Laborveränderung ist die besonders deutlich pathologische Erhöhung der Kreatinphosphokinase (CK) im Serum, der bereits im Säuglingsalter vorliegt (Emery 1993). Mit zunehmendem Muskeluntergang sinkt die CK wieder und kann im Spätstadium bei BMD-Patienten fast im Normbereich liegen. Da der CK-Wert sehr variabel sein kann, ist er kein guter Indikator für den klinischen Verlauf, sondern nur eine Hilfe bei der Diagnostik. Im EMG finden sich myogene Veränderungen.

2.3 Diagnostik bei betroffenen Knaben

Neben der ausführlichen klinischen Untersuchung sollte immer eine gute Familienanamnese stehen. Sind weitere männliche Angehörige mütterlicherseits an einer Muskeldystrophie erkrankt, so ist dies ein wichtiger Befund für die Diagnose DMD, da dies Hinweise für einen X-chromosomalen Erbgang sind. Ist jedoch zum Beispiel eine Schwester des Indexpatienten an einer Muskeldystrophie erkrankt, müsste man eher an eine Gliedergürtelmuskeldystrophie (LGMD) mit einem autosomal rezessiven Erbgang denken. Klinisch lassen sich DMD/BMD von einer LGMD praktisch nicht unterscheiden. Beim Vorliegen eines X-chromosomalen Erbganges sollte man differentialdiagnostisch auch an eine Emery-Dreifuss-Muskeldystrophie (EMD) denken, die jedoch einen nicht so schweren Verlauf wie die DMD hat und zusätzlich die typische Trias zeigt: Kontrakturen, Herzrhythmusstörungen und Muskelschwäche.

Wegen der hohen Neumutationsrate bei DMD wird oft die Familienanamnese leer sein und nur ein sporadischer Patient in der Familie vorliegen.

Falls die klinischen Befunde und/oder ein hoch pathologischer CK-Wert sowie eventuell die Familienanamnese die Verdachtsdiagnose DMD erlauben, sollte mit einer direkten molekulargenetischen Diagnostik die Diagnose DMD gesichert werden.

Patienten mit DMD oder BMD haben Mutation im Dystrophin-Gen, welches auf dem kurzen Arm des X-Chromosoms liegt und seit 1987 genau bekannt ist (Koenig et al. 1987).

Das Dystrophin-Gen (künstlicher Name für das Protein, welches Dytrophie hervorruft) besteht aus 79 kodierenden Exons, die sich auf über 2400 kb genomische DNA verteilen (Den Dunnen et al. 1989). Das Dystrophin-Gen ist damit genomisch das bisher größte bekannte menschliche Gen. 11kb der mRNA des Dystrophin-Gens werden in das Protein Dystrophin übersetzt, das aus 3685 Aminosäuren mit einem Molekulargewicht von etwa 427 kD besteht (19). Der Anteil des Dystrophins am Gesamtprotein im normalen Muskel beträgt nur 0,002 Prozent. Das Dystrophin-Molekül besteht aus vier funktionellen Einheiten (Domänen):

1. der N-terminalen Aktin-bindenden Domäne,
2. 24 repetitiven tripelhelikalen Abschnitten (Stabdomäne),
3. einer cysteinreichen Region und
4. dem C-terminalen Ende.

Innerhalb der Muskelzelle liegt Dystrophin an der Innenseite des Sarkolemms. Mit dem C-terminalen Molekülende ist es an einen Komplex von

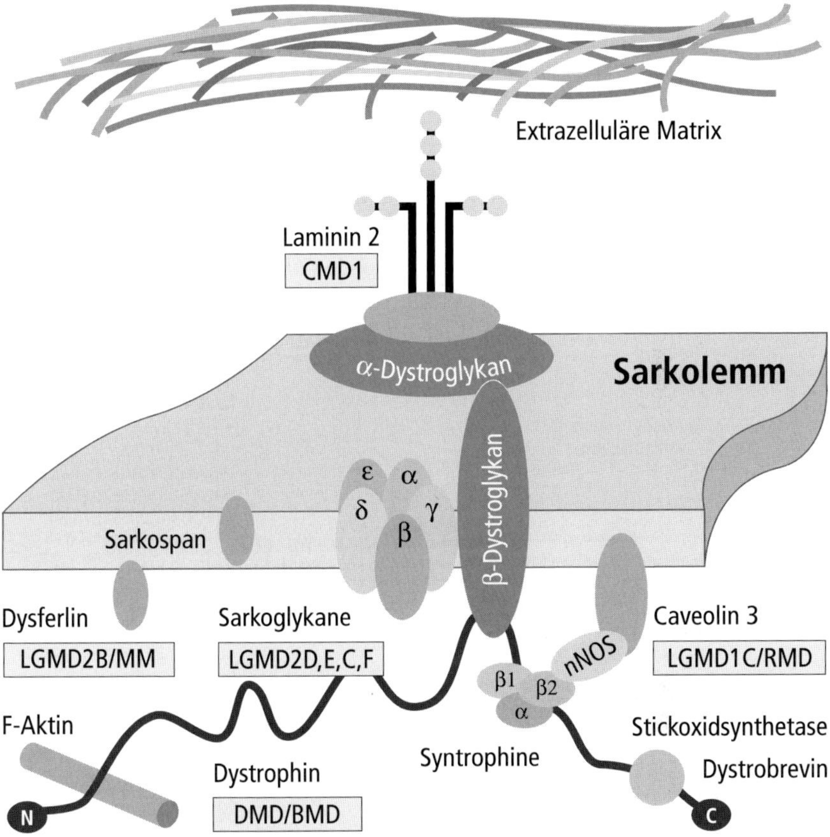

Abbildung 2-3: Muskelzellmembran.

dystrophin-assoziierten Glykoproteinen (Sarkoglykane, Dystroglykane) gebunden (**Abb. 2-3**). Mutationen in den sog. Sarkoglykanen führen zu autosomal rezessiven Muskeldystrophien (Passos-Bueno et al. 1996), die zu den Gliedergürtelmuskeldystrophien gehören (**Tab. 2-1**). Dystrophin wird nicht nur in der Muskulatur exprimiert, sondern es gibt mehrere Isoformen zum Beispiel im Gehirn oder in der Retina. Seine Funktion im Gehirn ist noch immer nicht bekannt. Einen Zusammenhang könnte es mit der Beobachtung geben, dass ein Teil der DMD-Patienten geistig retardiert ist.

Bei etwa 60 Prozent der DMD- und BMD-Patienten kann eine Deletion einzelner oder mehrerer Exons nachgewiesen werden (Read et al. 1988; Beggs et al. 1990); Duplikationen werden bei etwa 5 bis 10 Prozent der Patienten gefunden (Den Dunnen1989). Mit dem Nachweis von Strukturano-

Tabelle 2-1: Gliedergürtel-Muskeldystrophien mit autosomal rezessivem Erbgang.

OMIM-Nummer	Erbkrankheit	Symbol (Genprodukt)	Genort	Diagnostische Hinweise
#253600 / *114240	Rezessive Gliedergürtel-muskeldystrophie I (Calpainopathie)	LGMD2A (Calpain 3)	15q15.1-q21.1	häufigste Form der LGMD, normale Sarkoglykane, fehlendes oder reduziertes Calpain 3 im Muskel, Nachweis im Westernblot
#253601 / *603009	Rezessive Gliedergürtel-muskeldystrophie II	LGMD2B (Dysferlin)	2p13.3-p13.1	normale Sarkoglykane und Calpain 3 im Muskel; allelisch mit Miyoshi-Myopathie; Mutationsnachweis
*253700	Rezessive Gliedergürtel-muskeldystrophie III (γ-Sarkoglykanopathie)	LGMD2C (γ-Sarkoglykan)	13q12	nordafrikanischer Typ, fehlendes oder reduziertes γ-Sarkoglykan, reduziertes oder fehlendes α- und β-Sarkoglykan, normales oder reduziertes Dystrophin, Immunhistochemie
*600119	Rezessive Gliedergürtel-muskeldystrophie IV (α-Sarkoglykanopathie)	LGMD2D (α-Sarkoglykan/ Adhalin)	17q12-q21.33	fehlendes oder reduziertes α-Sarkoglykan, reduziertes oder fehlendes β- und γ-Sarkoglykan, normales bis reduziertes Dystrophin, Immunhistochemie
#604286 / *600900	Rezessive Gliedergürtel-muskeldystrophie V (β-Sarkoglykanopathie)	LGMD2E (β-Sarkoglykan)	4q12	fehlendes oder reduziertes β-Sarkoglykan, reduziertes oder fehlendes α- und γ-Sarkoglykan, normales oder reduziertes Dystrophin, Immunhistochemie
#601287 / *601411	Rezessive Gliedergürtel-muskeldystrophie VI (δ-Sarkoglykanopathie)	LGMD2F (δ-Sarkoglykan)	5q33	reduziertes oder fehlendes δ-Sarkoglykan, Immunhistochemie und Westernblot
#601954 / *604488	Rezessive Gliedergürtel-muskeldystrophie VII	LGMD2G (Telethonin)	17q12	reduziertes oder fehlendes Telethonin, Immunhistochemie und Westernblot
#254110 / *602290	Rezessive Gliedergürtel-muskeldystrophie VIII (Hutterer-Typ)	LGMD2H (TRIM32)	9q31-q34.1	nur bei Hutterern beobachtet
#607155 / *606596	Rezessive Gliedergürtel-muskeldystrophie IX	LGMD2I (Fukutin-related Protein; FKRP)	19q13.3	allelisch mit kongenitaler Muskeldystrophie (MDC1C)

malien im Dystrophin-Gen gelang auch der endgültige Beweis, dass DMD und BMD allelisch sind. Die Deletionen sind nicht gleichmäßig über das Gen verteilt, sondern bilden zwei «hot spots» im Bereich der Exons 3 bis 19 (etwa 30 % der Deletionen) und der Exons 44 bis 52 (etwa 70 % der Deletionen) (Koenig et al. 1989).

Die Größe der Deletion hat in der Regel keinen Einfluss auf den klinischen Verlauf der Krankheit. Monaco et al. (1988) fanden eine molekulargenetische Erklärung für den unterschiedlichen klinischen Verlauf bei DMD und BMD, die so genannte Leserastertheorie (Frameshift-Theorie). Deletionen, die das Leseraster des Triplettcodes unterbrechen, erzeugen in der Folge ein Stopcodon. Es kann dann nur noch ein instabiles, kurzes und funktionsloses Protein gebildet werden. Bei DMD-Patienten werden daher mit Dystrophin-Antikörpern nur noch Spuren oder überhaupt kein Dystrophin in der Muskelmembran nachgewiesen, was gut vereinbar mit dem schweren Krankheitsverlauf ist. Die Verletzlichkeit des Sakrolemms wird dadurch verständlich. Falls die Deletion/Duplikation jedoch das Leseraster aufrecht erhält, entsteht ein verändertes Protein (bezogen auf das Molekulargewicht und/oder die Menge), welches wahrscheinlich noch Restfunktionen wahrnehmen kann. Im Vergleich zu DMD-Patienten zeigen daher BMD-Patienten einen milderen Krankheitsverlauf. Das Spektrum der Phänotypen hat sich durch die molekulare Analyse wesentlich ausgeweitet, vor allem spät beginnende Formen mit Minimalsymptomen konnten identifiziert werden (Gold et al. 1992). Die Leseraster-Theorie stimmt in über 90 Prozent der Deletions-Fälle. Beobachtete Ausnahmen konnten durch alternatives Spleißen erklärt werden (Malhotra et al. 1988).

Punktmutationen und Mikrodeletionen von wenigen Basenpaaren machen den Rest der Mutationen bei DMD- und BMD-Patienten aus. Auch die kleinen Mutationen stehen in der Regel im Einklang mit der Leseraster-Theorie (Roberts et al. 1994).

Deletionen lassen sich bei männlichen Patienten relativ leicht in der Routine nachweisen (Deletionsscreening auf Multiplex-PCR-Basis, welches etwa 98 Prozent aller Deletionen erfasst).

Der Nachweis einer Deletion im Dystrophin-Gen sichert die Diagnose einer Muskeldystrophie Duchenne oder Becker und macht in der Regel eine Muskelbiopsie zur Diagnosefindung überflüssig.

Oft wird besonders bei jungen Patienten, deren klinische Diagnose, DMD oder BMD, noch nicht feststeht, eine prognostische Interpretation der DNA-Diagnostik gewünscht. Dann ist es erforderlich, die genauen Grenzen einer Deletion zu bestimmen, um festzustellen ob das Leseraster erhalten geblieben ist (i.d.R. BMD) oder nicht (i.d.R. DMD).

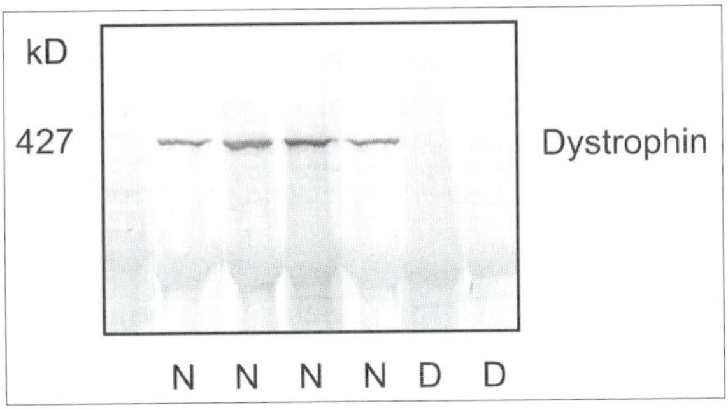

Abbildung 2-4: Nachweis von Dystrophin im Westernblot (N = normaler Befund, D = fehlendes Dystrophin).

Wird keine Deletion gefunden, kann die klinische Verdachtsdiagnose nicht ausgeschlossen werden. Zur weiteren Abklärung der Diagnose kann dann eine Muskelbiopsie hilfreich sein. Dabei muss jedoch unbedingt neben der morphologischen Beurteilung auch eine immunhistochemische und/oder Westernblot-Analyse mit Anti-Dystrophin-Antikörpern eingesetzt werden (Arahata et al. 1989) (**Abb. 2-4**).

Die Sequenzierung der Dystrophin-cDNA aus Muskel-mRNA zum Nachweis von unbekannten Punktmutationen kommt beim derzeitigen Stand der Technik nicht als Routinediagnostik in Frage und wird nur in sehr speziellen Situationen angewendet.

Der Nachweis von Duplikationen kann in der Regel nur mit quantitativen molekulargenetischen Methoden erfolgen und erfordert eine besondere Erfahrung in dieser Analytik.

2.4 Heterozygotendiagnostik

Bei der Heterozygotendiagnostik bereitet die hohe Neumutationsrate Probleme. Im Durchschnitt sind etwa ein Drittel aller DMD-Patienten aufgrund einer Neumutation entstanden, daher sind etwa zwei Drittel der Mütter von erkrankten Knaben Konduktorinnen. Ist bei einer Mutter sicher ausgeschlossen, dass sie Konduktorin ist, hat sie aber dennoch ein Risiko von etwa 10 Prozent, dass ein Sohn von ihr an DMD erkrankt, weil bei ihr ein Keimzellmosaik vorliegen kann. Ein Keimzellmosaik kann nicht bei einer Frau direkt untersucht werden, sondern nur indirekt über ihre Nachkommen nachgewiesen werden.

Diese Risikodaten ändern sich deutlich, wenn bekannt ist, welcher Typ von Mutation im Dystrophin-Gen bei dem Patienten vorliegt. Deletionen entstehen eher in der Oogenese, Punktmutationen eher in der Spermatogenese (Grimm et al. 1994). Liegt also beim Indexpatienten eine Deletion vor, so ist die Mutter in etwa zirka 55 Prozent der Fälle Konduktorin, und in zirka 45 Prozent der Fälle liegt eine Neumutation vor, wobei bei der Mutter wiederum das Keimzellmosaik bestehen bleibt. Im Falle einer Punktmutation steigt die Heterozygotenwahrscheinlichkeit der Mutter eines sporadischen Patienten auf etwa 85 Prozent an.

Ist die Mutation unbekannt oder bei Frauen nicht in der Routinediagnostik nachweisbar, kann die Risikoabschätzung für weibliche Angehörige des Indexpatienten auf der Basis einer indirekten Haplotypanalyse (Segregationsanalyse) mit gekoppelten DNA-Markern erfolgen. Es stehen zahlreiche flankierende und intragene DNA-Marker zur Verfügung, deren Lokalisation im Verhältnis zu den kodierenden Sequenzen bekannt sind. Die hohe Rate der meiotischen Rekombinationen zwischen den DNA-Markern im Dystrophin-Gen ist ein relevantes Problem. Daher sind für die Auswertung dieser Segregationsdaten und der Quantifizierung des daraus geschätzten Heterozygotenrisikos solide Kenntnisse der Kopplungsanalyse und der speziellen Genetik des Dystrophin-Locus erforderlich. Wertvolle Informationen können in diesem Zusammenhang auch andere klinische Daten (z. B. CK-Werte) liefern (Keller et al. 1996).

In bestimmten Fällen, zum Beispiel wenn kein Indexpatient für die Diagnostik zur Verfügung steht, kann die FISH-Technik (Nachweis von Deletionen an Chromosomenpräperaten) wichtige Zusatzinformationen bei der Heterozygotendiagnostik liefern. Sinnvoll ist es, zuerst die Frau mit dem höchsten Heterozygotenrisiko im Stammbaum mit FISH auf Deletionen zu untersuchen. Nur bei positiven FISH-Befund ist es sinnvoll, dann weitere weibliche Angehörige mit FISH zu untersuchen.

Jede molekulargenetische Familienuntersuchung sollte in eine genetischen Beratung eingebunden sein.

Literatur

Arahata K., Hoffman E. P., Kunkel L. M., Ishiura S., Tsukahara T., Ishihara T., Sunohara N., Nonaka I., Ozawa E., Sugita H. (1989). Dystrophin diagnosis: comparison of dystrophin abnormalities by immunofluorescence and immunoblot analyses. *Proc. Natl. Acad. Sci. USA*, 86: 7154–7158.

Becker P. E. (1940). Die Einteilung der Muskeldystrophien. *Nervenarzt*, 13: 209–214.

Becker P. E., Kiener F. (1955). Eine neue X-chromosomale Muskeldystrophie. *Arch. Psychiat. Zeitschr. Neurol.*, 193: 427–428.

Beggs A. H., Koenig M., Boyce F. M., Kunkel L. M. (1990). Detection of 98 % of DMD/BMD deletions by PCR. *Hum. Genet*, 86: 45–48.

Den Dunnen J. T., Grootscholten P. M., Bakker E., Blonden L. A. J., Ginjaar H. B., Wapenaar M. V., van Paassen H. M. B., van Broeckhoven C., Pearson P. L., van Ommen G. J. B. (1989). Topography of the Duchenne muscular dystrophy (DMD) gene: FIGE and cDNA analysis of 194 cases reveals 115 deletions and 13 duplications. *Am. J. Hum. Genet.*, 45: 835–847.

Duchenne G. B. A. (1861). *L´Électrisation Localisée et de son Application a la Pathologie et a la Thérapeutique.* Paris, 2nd ed., J.-B. Baillière et Fils.

Duchenne G. B. A. (1868). Recherches sur la paralysie musculaire pseudo hypertrophique, ou paralysie myo-sclérosique. *Arch. Gén. Méd.*, 11: 5–588.

Emery A. E. H. (1991). Population frequencies of inherited neuromuscular diseases – a world survey. *Neuromuscular Disorders*, 1: 19–29.

Emery A. E. H. (1993). *Duchenne Muscular Dystrophy.* Oxford Monographs on medical genetics No 24. Oxford and New York: Oxford University Press. 2nd ed.

Gold R., Kress W., Meurers B., Meng G., Reichmann H., Muller C. R. (1992). Becker muscular dystrophy: detection of unusual disease courses by combined approach to dystrophin analysis. *Muscle Nerve*, 15: 214–218.

Gowers W. R. (1879). *Pseudo-Hypertrophic Muscular Paralysis – A Clinical Lecture.* London, J. and A. Churchill.

Grimm T., Müller B., Müller C. R., Janka M. (1990). Theoretical Considerations on germinal mosaicism in Duchenne muscular dystrophy. *J. Med. Genet.*, 27: 683–687.

Grimm T., Meng G., Liechti-Gallati S., Bettecken T., Müller C. R., Müller B. (1994). On the origin of deletions and point mutations in Duchenne muscular dystrophy (DMD) – most deletions arise in oogenesis and most 'point mutations' are due to events in spermatogenesis.. *J. Med. Genet.*, 31: 183–186.

Hoffman E. P., Arahata K., Minetti C., Bonilla E., Rowland L. P. (1992). Dystrophinopathy in isolated cases of myopathy in females. *Neurology*, 42: 967–975.

Keller A., Emery A. E. H., Spiegler A. W. J., Apacik C., Müller C. R., Grimm T. (1996). Age effects on serum creatinin kinase (SCK) levels in obligate carriers of Duchenne muscular dystrophy (DMD) and Becker muscular dystrophy (BMD) and its implication on genetic councelling. *Acta Cardiomiologica*, 8: 27–34.

Koenig M.; Beggs A. H.; Moyer M.; Scherpf S.; Heindrich K.; Bettecken T.; Meng G.; Muller C. R.; Lindlof M.; Kaariainen H.; de la Chapelle A.; Kiuru A. and 24 others (1989). The molecular basis for Duchenne versus Becker muscular dystrophy: correlation of severity with type of deletion. *Am. J. Hum. Genet.*, 45: 498–506.

Koenig M., Hoffman E. P., Bertelson C. J., Monaco A. P., Feener C., Kunkel L. M. (1987). Complete cloning of the Duchenne muscular dystrophy (DMD) cDNA and preliminary genomic organization of the DMD gene in normal and affected individuals. *Cell*, 50: 509–517.

Malhotra S. B., Hart K. A., Klamut H. J., Thomas N. S., Bodrug S. E., Burghes A. H., Bobrow M., Harper P. S., Thompson M. W., Ray P. N., et al. (1988). Frame-shift deletions in patients with Duchenne and Becker muscular dystrophy. *Science*, 242: 756–759.

Monaco A. P., Bertelson C. J., Liechti-Gallati S., Moser H., Kunkel L. M. (1988). An explanation for phenotypic differences between patients bearing partial deletions of DMD locus. *Genomics*, 2: 90–95.

Müller B., Grimm T., Golla A. (1995). Estimating the proportion of affected germ-cells in cases of germinal mosaicism in Duchenne muscular dystrophy (DMD). *Med. Genet.*, 7: 119.

Muntoni F., Cau M., Ganau A., Congiu R., Arvedi G., Mateddu A., Marrosu M. G., Cianchetti C., Realdi G., Cao A., et al. (1993). Deletion of the dystrophin muscle-promoter region associated with X-linked dilated cardiomyopathy. *New Eng. J. Med.*, 329: 921–925.

Norman, A., Harper, P. (1989). A survey of manifesting carriers of Duchenne and Becker muscular dystrophy in Wales. *Clin. Genet.*, 36: 31–37.

Passos-Bueno M. R., Moreira E. S., Marie S.K., Bashir R., Vasquez L., Love D. R., Vainzof M., Iughetti P., Oliveira J. R., Bakker E., Strachan T., Bushby K., Zatz,M. (1996). Main clinical features of the three mapped autosomal recessive limb-girdle muscular dystrophies and estimated proportion of each form in 13 Brazilian families. *J. Med. Genet.*, 33: 97–102.

Read A. P, Mountford R. C, Forrest S.M, Kenwrick S.J, Davies K. E, Harris R. (1988). Patterns of exon deletions in Duchenne and Becker muscular dystrophy. *Hum. Genet.*, 80: 152–156.

Roberts R. G, Gardner R. J, Bobrow M. (1994). Searching for the 1 in 2,400,000: a review of dystrophin gene point mutations. *Hum. Mutat.*, 4: 1–11.

Van Essen A., Abbs S., Baiget M., Bakker E., Boileau C., van Broeckhoven C., Bushby K., Clarke A., Claustres M., Covone A. E., Ferrari M., Ferlini A., Galluzzi G., Grimm T., Jeanpierre M., Kaariainen H., Liechti-Gallati S., Melis M. A., Poncin J., Scheffer H., Schwartz M., Speer A., Stuhrmann M., Verellen-Dumoulin C., Wicox D. E., ten Kate L.P. (1992). Parental origin and germline mosaicism of deletions and duplications of the dystrophin gene: a European study. *Hum. Genet.*, 88: 249–257.

3 Pränatale Diagnostik

Ursula G. Froster

Die pränatale Diagnostik einer zunehmenden Anzahl von genetisch bedingten oder angeborenen Störungen ist heute Bestandteil der Schwangerenvorsorge. Sie stellt eine gesellschaftlich akzeptierte Vorsorgemaßnahme dar. Dennoch soll nicht unerwähnt bleiben, dass ethische Fragen im Rahmen der pränatalen Diagnostik berührt werden, die mit den gesellschaftlichen Konzepten des Umgangs mit Behinderungen und der Akzeptanz eines Schwangerschaftsabbruches eng verbunden sind. Die Autonomie der Mutter ermöglicht auf der einen Seite, Leid und Unheil für sich, ihre Familie und das ungeborene Kind abzuwenden. Dies allerdings interferiert mit dem Recht des Feten auf Unversehrtheit. Ebenfalls berücksichtigt werden müssen ökonomische Rahmenbedingungen, die von zunehmender Bedeutung sind, je knapper die Ressourcen für eine allgemeine Gesundheitsversorgung werden.

Jede pränatale Diagnostik ist eng verknüpft mit der Hoffnung, dass der diagnostische Eingriff zu einem unauffälligen Untersuchungsergebnis führt. Wird allerdings eine Auffälligkeit im Rahmen der vorgeburtlichen Diagnostik festgestellt, so bleibt für die Mutter beziehungsweise für die Eltern oft nur die Option, die Schwangerschaft vorzeitig zu beenden oder sich auf die Geburt eines erkrankten Kindes vorzubereiten. Da heute eine effektive Behandlung oder eine vorgeburtlich beginnende Therapie auch bei der Muskeldystrophie Duchenne noch nicht angeboten werden kann, wird in den meisten Fällen einer auffälligen pränatalen Diagnostik für viele betroffene Paare nur der Schwangerschaftsabbruch als Konsequenz verbleiben. Die Risiken eines Schwangerschaftsabbruchs steigen mit höherem Gestationsalter. Aus diesem Grund gehen die Bemühungen dahin, eine möglichst präzise und zuverlässige diagnostische Aussage so früh wie möglich im Schwangerschaftsverlauf zu erhalten.

Für X-chromosomal vererbte Erkrankungen, wie sie auch die Muskeldystrophie Duchenne darstellt, wurde eine vorgeburtliche Diagnostik bereits in den sechziger Jahren durch Identifikation des Geschlechts des Feten, zum

Beispiel durch Untersuchung von Barr-Körperchen in nicht kultivierten Amnionzellen möglich. Im Vergleich dazu wurde beispielsweise über die vorgeburtliche Diagnostik des Down-Syndroms durch Amniozentese erst viele Jahre später, nämlich erstmals 1968 berichtet (Valentin et al. 1968), da für diesen Nachweis die Anzucht von Amnionzellen erforderlich war. Parallel zur Entwicklung der direkten invasiven Untersuchung fetaler Zellen wurde eine Verfeinerung der Ultraschalltechnologie sowohl als Screeninginstrument als auch als diagnostische Methode im Rahmen der vorgeburtlichen Diagnostik weiter entwickelt. Fortschritte zytogenetischer, biochemischer und molekulargenetischer Methoden haben die vorgeburtliche Diagnostik für eine zunehmende Anzahl von genetisch bedingten Erkrankungen ermöglicht.

3.1 Pränatale genetische Beratung

Jede pränatale Diagnostik, insbesondere dann, wenn invasive pränatale Maßnahmen ergriffen werden, setzt eine klare Indikation voraus. Im Fall der Muskeldystrophie Duchenne ist bei familiärer Belastung aufgrund der Schwere des Krankheitsbildes und der nicht vorhandenen effektiven Behandlungsmöglichkeiten eine solche Indikation gegeben. Vor Inanspruchnahme einer pränatalen Diagnostik sollte auf jeden Fall eine ausführliche humangenetische Beratung stehen. Damit können für den individuellen Fall die Möglichkeiten und Grenzen und die optimale Form der Diagnostik besprochen werden. Auch über die verbleibenden Restrisiken kann das Rat suchende Paar ausführlich informiert werden. Wünschenswert und optimal wäre es, wenn diese genetische Beratung bereits zum Zeitpunkt der Familienplanung, also noch vor Konzeption und so mit einem ausreichenden Zeitabstand zum Schwangerschaftseintritt erfolgt. Oft sind Voruntersuchungen betroffener Familienmitglieder notwendig, die methodisch aufwendig sind und viel Zeit in Anspruch nehmen. Ein ausreichender Zeitrahmen vor Eintritt einer Schwangerschaft ist für diese Abklärung wichtig. Damit werden die Bedingungen für eine vorgeburtliche Diagnostik optimiert. Die Sicherheit der pränatalen Diagnostik steigt mit der Genauigkeit, mit der ein in der Familie aufgetretener Gendefekt bekannt ist und durch pränatale Untersuchungen wieder erkannt werden kann.

Wichtig ist es im Rahmen der Familienuntersuchung bei Frauen im gebärfähigen Alter festzustellen, ob sie Konduktorinnen für diese X-chromosomale Erkrankung sind. Wird in einer Familie eine Muskeldystrophie Duchenne bei einem Knaben diagnostiziert und ist der Konduktorinnenstatus der Mutter negativ, dann besteht in zehn Prozent der Fälle die Möglichkeit eines Keimbahnmosaiks.

3.2 Aktuelle Möglichkeiten der pränatalen Diagnostik bei Muskeldystrophie Duchenne

Im Rahmen der vorgeburtlichen Diagnosemöglichkeiten lassen sich grundsätzlich nicht-invasive und invasive Techniken unterscheiden. Zu den *nicht-invasiven* Techniken gehören die Ultraschalldiagnostik, die heute Bestandteil der Schwangerenvorsorge ist. In Deutschland gehören zu der Routineuntersuchung jeder Schwangerschaft drei Ultraschalluntersuchungen jeweils in der 10., 20. und 30. Schwangerschaftswoche (Mutterschaftsrichtlinien Deutschland 1997). Im Rahmen der Ultraschalluntersuchung kann ab der zirka 16. Schwangerschaftswoche das fetale Geschlecht dargestellt werden.

Weitere nicht-invasive vorgeburtliche Untersuchungen, wie zum Beispiel pränatale biochemische Screeningtechniken aus dem mütterlichen Blut, sind für die pränatale Diagnostik der Muskeldystrophie Duchenne nicht relevant.

Zu den *invasiven* Techniken der pränatalen Diagnostik gehören die Chorionzottenbiopsie, die Amniozentese, die Chordozentese und die Entnahme fetalen Gewebes.

Das Ziel der invasiven Maßnahmen ist es, fetale Zellen oder fetales Gewebe zu gewinnen, um dieses auf Veränderungen der Erbsubstanz des Feten zu untersuchen. Die häufigste und klassische Indikation für eine invasive pränatale Diagnostik ist die Darstellung der Chromosomen des Feten (Karyotypanalyse, Analyse der Erbanlageträger). Bei einem Risiko für monogene Erbkrankheiten, wie zum Beispiel der Muskeldystrophie Duchenne, ist das Ziel, fetales Material für eine molekulargenetische Analyse zu gewinnen. Welche Form der invasiven Diagnostik verwendet wird, hängt einerseits von der Indikation für den Eingriff und andererseits vom Gestationsalter der Schwangerschaft ab. Alle invasiven Techniken der vorgeburtlichen Diagnostik sind mit einem Eingriffsrisiko verbunden. Dieses ist je nach Technik unterschiedlich groß.

Chorionzottenbiopsie

Bei der Chorionzottenbiopsie wird Gewebe der Plazenta (Mutterkuchen) für eine weiter gehende Untersuchung gewonnen. Die Indikationen für die Chorionzottenbiopsie sind grundsätzlich ähnlich wie für eine Amniozentese, allerdings lassen sich aus dem gewonnenen Plazentagewebe leichter größere

Mengen von DNA gewinnen. Die Entnahme von Plazentamaterial kann entweder durch die Zervix (transzervikal, den Muttermund) oder durch die Bauchdecke der Mutter (transabdominal) unter Ultraschallsicht erfolgen. Welche Herangehensweise gewählt wird, ist unter anderem abhängig vom Sitz der Plazenta, dem Gestationsalter und der Sicherheit und Erfahrung des Operateurs. Die Entnahme von Plazentamaterial erfolgt ebenfalls entweder mit einer Punktionsnadel oder mittels einer sehr feinen Biopsiezange (Jauniaux und Rodeck 1995).

Die Chorionzottenbiopsie wird meist zwischen der 9. und 13. Schwangerschaftswoche durchgeführt und ist mit einem etwas höheren Eingriffsrisiko verbunden. Dies ist vor allem abhängig vom Gestationsalter, in dem die Entnahme von Untersuchungsmaterial erfolgt. In der Regel wird das Risiko mit ungefähr 1 bis 3 Prozent beziffert. Die häufigsten Probleme im Rahmen der pränatalen Diagnostik bei der Verwendung von Chorionzottenmaterial ergeben sich aufgrund einer Kontamination mit mütterlichem Gewebe. Durch geeignete molekulare Techniken (fingerprint) sollte dieses Risiko im Sinne der Sicherheit des pränatalen Ergebnisses beachtet werden.

Amniozentese

Die Amniozentese, also die Entnahme von Amnionzellen durch Punktion der Fruchtblase erfolgt meist zwischen der 15. und 20. Schwangerschaftswoche. Fruchtwasser wird durch die Bauchdecke der Mutter entnommen. Eine vorausgehende Ultraschallkontrolle bestimmt das Gestationsalter, die Lebensfähigkeit und die Position des Feten und die Lage der Plazenta. Es wird ein Fruchtwasserpool gewählt, der von den Körperteilen des Feten entfernt liegt und möglichst ohne Berührung der Plazenta erreicht werden kann. Die Punktion wird mit Hilfe einer Spinalnadel unter sterilen Bedingungen und unter Ultraschallsicht durchgeführt. Eine lokale Betäubung wird in der Regel nicht benötigt. Durch die Punktion werden etwa 18 bis 20 ml Fruchtwasser gewonnen. Im Falle einer rhesus-negativen Blutgruppe der Mutter wird eine Anti-D-Prophylaxe gegeben, um eine Isoimmunisierung durch die Punktion zu vermeiden. Die Entnahme von Fruchtwasser ist in der Regel mit einem Eingriffsrisiko von zirka 0,5 bis 1 Prozent verbunden. Dieses Eingriffsrisiko besteht vor allem im Eintritt einer Fehlgeburt in einem zeitlichen Zusammenhang mit der Fruchtwasserentnahme. Es besteht ein geringes Risiko für das Auftreten eines chronischen Fruchtwasserverlustes oder einer Entzündung der Eihäute. Das Risiko einer Verletzung des Feten ist bei geübter Technik unter Ultraschallsicht in der Regel zu vernachlässigen. Höhere Risiken sind gegeben, wenn eine Amniozentese bereits vor der 14. Schwangerschaftswoche durchgeführt wird.

Fetale Blutentnahme

Die fetale Blutentnahme wird in der Regel gegen Ende des zweiten Schwangerschaftsdrittels durchgeführt. Diese Technik ermöglicht eine schnelle Darstellung des Chromosomensatzes des Feten und ist auch geeignet für die Diagnostik bestimmter Hämoglobinopathien, Gerinnungsstörungen oder Immundeffizienzerkrankungen des Feten.

Für die Diagnostik der Muskeldystrophie Duchenne wurde eine fetale Serumanalyse der Kreatinphosphokinase-Aktivität (CPK) im fetalen Blut, das durch Chordozentese gewonnen wird, diskutiert. Dies kann in der Regel nicht als diagnostischer Indikator für eine Duchenne'sche Muskeldystrophie verwendet werden, da nicht alle Feten mit Duchenne'scher Muskeldystrophie eine erhöhte CPK aufweisen (Golbus et al. 1979).

Auch aus dem Nabelschnurblut des Feten kann eine Geschlechtsbestimmung, Karyotypisierung oder Gewinnung von DNA erfolgen. Im Rahmen der pränatalen Diagnostik wird die fetale Nabelschnurpunktion bei Muskeldystrophie Duchenne jedoch eine eher untergeordnete Rolle spielen, wenn nicht aufgrund einer späten Indikationsstellung der Zeitpunkt für andere Untersuchungstechniken versäumt wurde.

Auch bei der fetalen Blutentnahme erfolgt eine Punktion durch die mütterliche Bauchdecke hindurch unter Ultraschallsicht unter aseptischen Kautelen. In der Regel wird die Nabelschnur, vorzugsweise die Nabelvene, im Bereich der Eintrittstelle des Mutterkuchens punktiert. Alternativ kann eine Punktion der intrahepatischen Vene oder des fetalen Herzens erfolgen. Die bisher publizierten Häufigkeiten für ein Eingriffsrisiko oder eine Fehlgeburt liegen im Durchschnitt bei zirka 5 bis 10 Prozent, je nach Indikationsstellung und Entwicklung der Schwangerschaft.

3.3 Möglichkeiten der molekulargenetischen Diagnostik

Die Muskeldystrophie Duchenne ist eine letale X-chromosomal rezessive Erkrankung mit einer Häufigkeit von ungefähr 1:3500 unter neugeborenen Knaben. Der zugrundeliegende Gendefekt beruht auf Mutationen des Dystrophin-Gens, das auf dem kurzen Arm des X-Chromosoms Xp21.1 lokalisiert ist. Eine molekulare Diagnostik ist durch die Größe und Struktur des Gens schwierig. Das Gen ist 2.4 Mb lang und gliedert sich in 79 Exons, die für eine 14 kb lange mRNA kodieren (Nobile et al. 1997). Bei zirka 65 Prozent der Knaben mit Muskeldystrophie Duchenne lässt sich eine Deletion eines oder mehrerer Exons des Dystrophin-Gens nachweisen. Diese Deletionen variieren in ihrer Größe und Lokalisation. Ein «Cluster» um zwei

Mutations-Hotspots lässt sich beobachten, deren einer die Exons 45 bis 52 und ein zweiter die Exons 3 bis 19 umfasst. Bei sechs Prozent der Patienten liegt keine Deletion vor, sondern eine Duplikation innerhalb des Gens. Bei den verbleibenden Patienten liegen Mutationen vor (z. B. Punktmutationen), die derzeit aufgrund der Größe des Gens nicht mit Sicherheit nachweisbar sind.

Der Nachweis der jeweiligen Mutation erfolgt durch eine Multiplex-PCR oder Southern Blot-Analyse mit Hybridisierung einer cDNA-Probe des Dystrophin-Gens (Bakker 1991). Ist eine Deletion in einer Familie mit Muskeldystrophie Duchenne entdeckt worden, kann eine präzise vorgeburtliche Diagnostik mittels DNA-Analyse angeboten werden. Probleme in der molekularen Diagnostik der Duchenne'schen Muskeldystrophie ergeben sich vor allem dadurch, dass die Mutationsrate dieses Gens mit 2 bis 4×10^{-5} deutlich höher liegt als bei den meisten X-chromosomalen oder autosomal dominant vererbten genetisch bedingten Erkrankungen (Emery 1988).

Die RFLP-Analyse der genomischen DNA und Deletionsdetektion mittels cDNA-Proben nach Southern Blot sind von hoher diagnostischer Sicherheit. Die Southern-Blot-Analyse hat einige Nachteile, die vor allem im Rahmen der pränatalen Diagnostik von Bedeutung sind: Es ist zum einen eine sehr arbeits- und zeitaufwendige Methode, zum anderen werden mehr als 5 mg fetaler DNA benötigt. Ferner ist zu beachten, dass der Umgang mit radioaktivem Material erforderlich ist, um die Sonden zu markieren (Bakker et al. 1985, König et al. 1987).

Der Zeitaufwand für eine pränatale Diagnostik mittels Southern-Blot-Analyse beträgt zirka zwei bis drei Wochen nach Präparation der DNA. Berücksichtigt man dabei, dass zum Beispiel nach Amniozentese ein Zeitraum von 10 bis 14 Tagen erforderlich ist, um ein ausreichendes Zellwachstum zur Materialgewinnung zur Verfügung zu haben, muss für eine molekulargenetische Analyse nach Amniozentese ein Zeitrahmen von zirka fünf Wochen nach der Punktion einkalkuliert werden. Erfolgt also eine Amniozentese in der 16. Schwangerschaftswoche, läge, wenn keine unvorhergesehenen Ereignisse eintreten, das Untersuchungsergebnis frühestens in der 21. Schwangerschaftswoche vor.

Zeitlich effektiver ist die PCR-Analyse. Ungefähr 90 Prozent der Deletionen, die mittels cDNA-Proben entdeckt werden, konnten durch Multiplex-PCR-Amplifikation von 19 Exons des Duchenne-Gens bestätigt werden. Durch Multiplex-PCR (Chamberlain et al. 1988) steht eine zeitlich effektivere Technik zur gleichzeitigen Amplifikation mehrerer Exon und Detektion von Deletionen zur Verfügung.

3.4 Stufen der pränatalen Diagnostik

Aufgrund des zu berücksichtigenden Zeitrahmens erfolgt die pränatale Diagnostik der Muskeldystrophie Duchenne in mehreren aufeinander folgenden Stufen (**Abb. 3-1**):

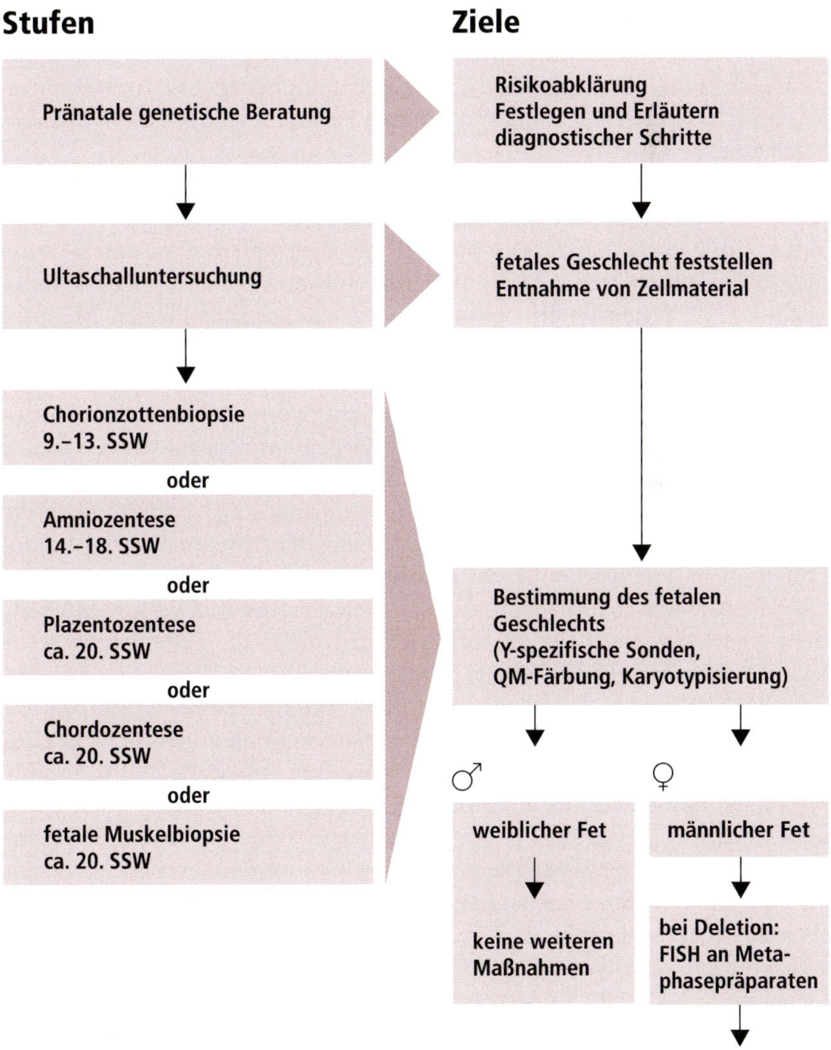

Abbildung 3-1: Pränatale Diagnostik bei Muskeldystrophie.

Bestimmung des fetalen Geschlechts

Die Muskeldystrophie Duchenne ist eine Erbkrankheit, die einem geschlechtsgebundenen Erbgang folgt. Im Rahmen der Fortpflanzung wird die veränderte Erbinformation mit dem X-Chromosom weiter gegeben. Ein Sohn einer betroffenen Konduktorin erbt eines der beiden X-Chromosomen der Mutter. Dies kann entweder das X-Chromosom mit dem Gendefekt oder das X-Chromosom ohne Gendefekt sein. Im ersten Fall, also wenn der Knabe das X-Chromosom mit dem Gendefekt erbt, hat er ein Erkrankungsrisiko, im anderen Fall wäre er für diesen Gendefekt gesund und würde ihn auch nicht an seine Nachkommen weitergeben. Es besteht also im Falle einer Knabenschwangerschaft ein 50-prozentiges Risiko für eine Muskeldystrophie Duchenne.

In dieser ersten Stufe der vorgeburtlichen Diagnostik wird zunächst das fetale Geschlecht ermittelt. Dieses wird heute am zweckmäßigsten durch Verwendung spezifischer DNA-Sonden der Zentromerregion des Y-Chromosoms bestimmt (z.B. CEP Y Spectrum Orange, Vysis® oder CEP Y alpha satellite CEP Y satellite III, Spectrum Organge/Spectrum Green Mixture, Vysis®).

Bei der Geschlechtsbestimmung können unterschiedliche Techniken verwendet werden: Entweder kann – an unkultivierten Amnionzellen oder durch Chorionzottenbiopsie gewonnenen Zellen – ein Nachweis spezifischer Y-chromosomaler Sequenzen durchgeführt werden. Dies kann zum einen durch Nachweis der Fluoreszenz eines Y-Chromosoms nach Quinacrin-Mustard-Färbung erfolgen, oder durch Fluoreszenz in-situ-Hybridisierung mittels einer spezifischen Y-chromosomalen Sonde. Da für diesen Geschlechtsnachweis die Anzüchtung von Zellen zunächst nicht erforderlich ist, steht eine Aussage zur Geschlechtsidentifizierung in der Regel bereits nach 12 bis 24 Stunden zur Verfügung. Voraussetzung ist allerdings, dass das entnommene Zellmaterial eindeutig vom Feten stammt und keine Kontamination mit mütterlichen Zellen vorliegt. Eine solche Kontamination kann zum Beispiel gegeben sein, wenn das Fruchtwasser bei Entnahme durch Amniozentese blutig ist oder bei einer nicht exakten Trennung von mütterlichem und fetalem Material nach Chorionzottenentnahme. In jedem Fall wird sich jedoch eine komplette Darstellung des Chromosomensatzes des Feten anschließen, um zum einen andere chromosomal verursachte Erkrankungen ebenfalls diagnostizieren zu können und um zum anderen anhand des vollständigen Karyogramms eine Bestätigung des fetalen Geschlechts zu erhalten.

Auch durch eine Ultraschalluntersuchung kann ein Hinweis auf das fetale Geschlecht – vor allem nach der 16. Schwangerschaftswoche – erfolgen.

Wird eine vorgeburtliche Diagnostik ausschließlich durch Nachweis des fetalen Geschlechts durchgeführt und führt zum Schwangerschaftsabbruch, besteht immer die Möglichkeit, dass auch Knaben ohne Gendefekt nicht ausgetragen werden. Dies betrifft genau 50 Prozent der Knabenschwangerschaften. Daher stellt die vorgeburtliche Diagnostik auf der Grundlage des fetalen Geschlechts eine unzureichende Methode dar. In Fällen, in denen allerdings aus verschiedenen Gründen eine exakte vorgeburtliche Diagnostik durch Nachweis des individuellen Gendefektes nicht möglich ist, verbleibt sie oft als einzige Informationsquelle über das Erkrankungsrisiko.

Nach dem heutigen Stand wird allerdings die reine Geschlechtsdiagnostik aufgrund des hohen Risikos, auch gesunde Knabenschwangerschaften abzutreiben, als eher weniger optimale Möglichkeit der vorgeburtlichen Diagnostik bei Muskeldystrophie Duchenne einzuordnen sein.

In der Regel schließt sich an die Bestimmung des fetalen Geschlechts bei männlichen Feten eine exakte molekulare Diagnostik an.

Molekulargenetische Untersuchung auf Mutationen – DNA-Analyse

Voraussetzung einer spezifischen Diagnostik mittels DNA-Techniken ist die Kenntnis des molekularen Defektes in der Familie. Dazu sollte bereits bei einem betroffenen Knaben in der Familie die jeweils familiär vorliegende Veränderung auf molekulargenetischer Ebene diagnostiziert worden sein. Aufgrund der Größe des Duchenne-Gens und der Vielfalt der unterschiedlichen Mutationen kann die molekulargenetische Diagnose im Einzelfall schwierig sein. Der Nachweis des spezifischen Gendefekts in einer Familie kann bei einem betroffenen Familienmitglied vor Eintritt einer Schwangerschaft entweder aus der genomischen DNA, die aus Blut oder auch aus asserviertem Gewebe eines betroffenen männlichen Familienmitgliedes gewonnen wurde, gestellt werden.

A. Untersuchung mittels FISH bei größeren Deletionen. Ist in der Familie eine ausreichend große Deletion bekannt, die mittels Fluoreszenz-in-situ-Hybridisierung (FISH) nachgewiesen werden kann, so besteht die Möglichkeit, entweder an Interphasezellen oder an Metaphasepräparaten nach Hybridisierung mittels einer Duchenne-FISH-Probe einen Deletionsnachweis durchzuführen (z.B. XBSP02). Falls dieser Nachweis eine Deletion ergibt, ist in der Regel keine weitere Untersuchung mehr erforderlich. Bei kleineren Deletionen, Duplikationen oder anderen Mutationen oder bei positivem Signal der Duchenne-Sonde sollte eine weitere molekulargenetische Abklärung erfolgen.

B. Molekulargenetisches Mutationsscreening im Dystrophin-Gen. Für die pränatale Diagnostik wird zunächst DNA nach Standardtechniken aus fetalem Gewebe (z.B. Chorionzotten) oder angezüchteten Chorion- oder Amnionzellen nach Standardtechnik isoliert (Miller et al. 1988). Zum Ausschluss einer Kontamination durch mütterliche DNA solle parallel eine DNA-Isolierung aus mütterlichen Lymphozyten erfolgen und eine Mikrosatellitenuntersuchung durchgeführt werden. Eine Kontamination mit mütterlichem Gewebe kann zu einem falsch negativen Untersuchungsergebnis führen.

Die fetale DNA wird mittels multiplex PCR oder Southern Blot-Technik analysiert.

Weitere Möglichkeiten molekulargenetischer Diagnostik

Problematisch sind die Fälle, in denen ein solcher direkter Mutationsnachweis (Deletion oder Punktmutation) nicht möglich ist. In diesen Fällen kann bei geeigneter Familienstruktur eine pränatale Diagnostik mittels indirekter DNA-Marker in Form einer Kopplungsuntersuchung mittels intragenischer Sonden oder Mikrosatelliten erfolgen (Roberts et al. 1989, Feener et al. 1991, Clemens et al. 1991). Mit diesen Methoden kann ein Nachweis des Chromosoms oder Chromosomenabschnittes erfolgen, welches das veränderte Gen trägt.

3.5 Zusammenfassung

Die pränatale Diagnostik unterscheidet sich von der Konduktorinnendiagnostik in folgenden Punkten:

- die DNA-Menge ist gering, auch nach Zellkultivierung
- der Zeitrahmen für eine Ausschlussdiagnostik ist begrenzt (zirka 2 bis 3 Wochen)
- die Southern-Blot-Analyse ist zeit- und arbeitsaufwendig (> 5 µg fetale DNA, radioaktives Material, 2 bis 3 Wochen nach Zellkultivierung)
- vorzugsweise Verwendung von PCR-Techniken, zum Beispiel eine Multiplex-PCR von 19 Exons entdeckt zirka 90 Prozent der Deletionen (Bregg et al. 1990)
- PCR-RFLP-Analyse (restriction fragment length polymorphism) bei molekularer Mutation oder begrenzten Material- und Zeitressourcen (Clemens et al. 1991).

Eine pränatale Diagnostik ist nur dann sinnvoll, wenn die familiären Voraussetzungen vorhanden sind, d.h. wenn

- eine sichere klinische Zuordnung als Muskeldystrophie Duchenne vorliegt
- die Stammbaumanalyse eine Risikosituation für die betreffende Schwangere ergeben hat
- möglichst der Gendefekt in der Familie identifiziert wurde
- ein Konduktorinnentest durchgeführt wurde
- eine genetische Beratung zu Möglichkeiten, Grenzen und Konsequenzen der pränatalen Diagnostik erfolgt ist
- eine Knabenschwangerschaft vorliegt.

Literatur

Bakker B. (1991). *Guidelines DMD.* http://cmgs.org/BPG/guidelines/2nd_ed/dmd.htm.

Bakker E., Hofker M. H., Goor N., Mandel J. L., Wrogemann K., Davis K. E., Kunkel L. M., Wilarad H. F., Fenton W. A., Sandkuryl L., Majoor-Krakauer D., van Essen A. J., Jahoda M. G. J., Sachs E. S., van Ommen G. J.B., Pearson P. L. (1985). Prenatall diagnosis and carrier detection of Duchenne muscular dystrophy with closely linked RFLPs. *Lancet* I, 655–658.

Beggs A. H., Koenig M., Boyce F. M., Kunkel L. M. (1990). Detection of 98 % of DMD/BMD gene deletions by polymerase chain reaction. *Hum Genet* 86: 45–48.

Bundesausschusses der Ärzte und Krankenkassen (1985ff.). *Mutterschaftsrichtlinien Deutschland.* Richtlinien des Bundesausschusses der Ärzte und Krankenkassen über die ärztliche Betreuung während der Schwangerschaft und nach der Entbindung. Fassung vom 10. Dezember 1985 (Bundesanzeiger 60a vom 27. März 1986), zuletzt geändert am 22. November 1994 (Bundesanzeiger 7 vom 11. Januar 1995; Änderungen 1997 Dtsch Ärztebl 94/11, B551–B552.

Chamberlain J. S., Gibbs R. A., Ranier J. F., Nguyen P. N., Caskey C. T. (1988). Deletion screening of the Duchenne muscular dystrophy via miltiplex DNA amplification. *Nucleic Acids Res* 16: 1114–1115.

Clemens P. R., Fenwick R. G., Chamberlain J. S., Gibbs R. A., de Andrade M., Chakraborty R., Caskey C. T. (1991): Carrier detection and prenatal diagnosis in Duchenne and Becker muscular dystrophy families, using dinucleotide repeat polymorphisms. *Am J Hum Genet* 49: 951–60.

Emery A. E. D. (1988). *Duchenne Muscular Dystrophy.* Oxford Monographs on Medical Genetics, no 15 (revised ed.). New York: Oxford University Press.

Feener C. A., Boyce F. M., Kunkel L. M. (1991). Rapid detection of CA polymorphisms in cloned DNA: application to the 5' region of the dystrophin gene. *Am J Hum Genet* 48: 621–627.

Golbus M. S., Stephens J. D., Mahoney M. J., Hobbines J. C., Haseltine F. P., Caskey C. T., Banker B. Q. (1979). Failure of fetal creatine phosphokinase as a diagnostic indicatior of Duchenne muscular dystrophy. N Engl J Med 300: 860–861.

Jauniaux C, Rodeck E (1995): Use, risks and complications of amniocentesis and chorionic villous sampling for prenatal diagnosis in early pregnancy. Early Pregnancy 4:245–252.

König M., Hoffmann E. P., Bertelson C. J., Monaco A. P., Feenerr C., Kunkel L. M. (1987): Complete cloning of the Duchenne muscular Dystrophy (DMD) cDNA and gene in normal and affected individuals. *Cell* 50: 509–517.

Miller S. A., Dykes D. D., Polesky H. F. (1988). A simple salting out procedure for extracting DNA from human nucleated cells. *Nucleic Acids Res* 16: 1215.

Nobile C., Marchi J., Nigro V., Roberts R. G., Danieli G. A. (1997). Exon-intron organization of the human dystrophin gene. *Genemics* 45: 421–424.

Roberts R. G., Cole C. G., Hart K. A., Bobrow M., Bentley D. R. (1989). Rapid carrier and prenatal diagnosis of Duchenne and Becker muscular dystrophy. *Nucleic Acids Res* 17: 811.

Valentin C., Schuttaey, Kehatyt (1968). Prenatal Diagnosis of Down Syndrome. *Lancet* II: 220.

4 Genetische Beratung

Suzanne Braga

Der genetischen Beratung im engern Sinn schicke ich einige Bemerkungen zu speziellen Aspekten genetisch bedingter Erkrankungen voraus. Das Wissen um diese Besonderheiten ermöglicht den Beratenden, den Blickwinkel zu öffnen und damit die Sensibilität und das Verständnisses für die Familiendynamik, der bei genetisch bedingten Erkrankungen große Beachtung entgegengebracht werden sollte, zu verstärken.

Die Erfahrung hat mich gelehrt, dass genetische bedingte Krankheiten anders wahrgenommen werden als Krankheiten infolge von Infektionen, Unfällen oder anderen äußeren Einflüssen. Infolgedessen haben Erbkrankheiten eine spezielle Bedeutung. Besonders deutlich ist dies bei Krankheiten, die Behinderungen zur Folge haben und, wie die Muskeldystrophie Duchenne, die Lebensspanne wesentlich beeinflussen. Erbkrankheiten werden wahrgenommen als eine Bedrohung aus dem Innern des eignen Körpers, als etwas unmittelbar mit der Persönlichkeit Verbundenes, der Identität Zugehöriges. Dies hat unterschiedliche Folgen. Die Krankheit kann zu einem Teil der Identität *(component of identity)* werden oder aber die Identitätsfindung stören, sie gar zerstören *(disruption of identity)*. Dies ist besonders einschneidend in der Pubertät, wo bei den Knaben mit DMD die Lebensqualität bereits deutlich beeinträchtigt ist.

Bei eine Erbkrankheit ist immer das ganze Familiensystem direkt mitbetroffen. Die Bedrohung im eigenen Köper ist auch für andere Familienmitglieder spürbar. Zur Realität wird sie, wenn die Diagnose bei einem Knaben erst dann gestellt wird, wenn bereits weitere jüngere Geschwister da sind oder wenn bei einer Konduktorin eine «ungeplante» Schwangerschaft eintritt.

Eine Krankheit, die von Generation zu Generation weitervererbt wird, beeinflusst die Beziehungen innerhalb der Familie und auch deren weiteres Beziehungsnetz. Oft bestehen Schuldgefühle, gar Schuldzuweisungen. Verantwortung innerhalb des Beziehungsnetzes ist in diesen Familien eine spezielle Thematik. Diese ist unterschiedlich je nachdem, ob die Krankheit bereits seit Generationen in der Familie bekannt oder neu aufgetreten ist. Ohnmacht dem Schicksal gegenüber, ihm ausgeliefert zu sein und deshalb in der Lebensgestaltung eingeschränkt zu sein, ist ein Aspekt von Erbkrankheiten, der in der Beratung und Begleitung sorgfältige Beachtung geschenkt werden soll.

Die Entwicklungen in Gentechnologie, Pränataldiagnostik und medizinisch assistierter Fortpflanzung haben Erbkrankheiten deutlicher ins Bewusstsein der Bevölkerung gebracht. Damit hat eine gesellschaftlich-kulturelle Entwicklung begonnen, deren Folgen wir noch nicht absehen, jedoch schon deutlich zu spüren bekommen. Erbkrankheiten erfahren eine neue «Bewertung» oft in Richtung «so etwas muss/darf doch heute nicht mehr vorkommen». Auch diese gesellschaftliche Entwicklung beeinflusst die betroffenen Menschen und deren Familien, deren Wahrnehmung und Entscheidungen. Es ist eine stete Herausforderung an beratende Ärztinnen und Ärzte, zu überprüfen, ob und in welcher Weise sie selber von dieser Dynamik beeinflusst werden.

4.1 Was ist eine genetische Beratung?

Die genetische Beratung ist ein *Kommunikationsprozess*, der sich manchmal über eine länger Zeitspanne erstrecken kann. Es können mehrer Gespräche erforderlich sein, in manchen Fällen gar eine langzeitlich Begleitung und Betreuung.

Eine gute genetische Beratung erfordert den Einsatz der ganzen Palette ärztlicher Kunst (ars medici): medizinisches Spezialwissen über Erbgang und Klinik der Krankheit, eine gute Kommunikationsfähigkeit und ein großes Einfühlungsvermögen verbunden mit psychologischen Kenntnissen, das Bewusstsein für systemische und soziokulturelle Zusammenhänge und immer wieder ethische Reflexionen.

Ziele der genetischen Beratung

Die Beratung hat zum Ziel, Ratsuchende zu befähigen, die Diagnose und deren Bedeutung zu verstehen, den Erbgang zu erfassen und daraus Risiken und Chancen ableiten zu lernen (**Tab. 4-1, 4-2**). Die Informationen sollen den Familien ermöglichen, autonome Entscheidungen zu treffen bezüglich genetischer Abklärungen, über die weitere Familienplanung zu entscheiden oder die Information bezüglich Vererbbarkeit weiteren Familienangehörigen weiterzugeben und sie auf eine genetische Beratungsstelle aufmerksam zu

Tabelle 4-1: Ziele der Genetischen Beratung.

Ratsuchende zu befähigen:
• Eine Diagnose zu verstehen • Erbgang und Risiken zu erfassen • Autonome Entscheidungen zu treffen • Bewältigungsmodelle zu entwickeln • Krisenmanagement zu beanspruchen • Zukunftsperspektiven zu entwickeln

Tabelle 4-2: Inhalt der genetischen Beratung.

• Klärung des Auftrags • Familienanamnese mit Stammbaum • Erklärung des Erbgangs • Ermittlung des Vererbungsrisikos • Besprechung genetischer Untersuchungen: Indikation, Möglichkeiten, Grenzen, Risiken und Konsequenzen der Untersuchungen • Bedeutung für die Lebens- und Familienplanung • Hinweise auf eventuelle Risiken und Abklärungsmöglichkeiten anderer Familienangehöriger • Belastungen in der Familie selbst und aus dem sozialen Umfeld • Ethische Fragen • Rechtliche, finanzielle und versicherungsrelevante Aspekte • Angebot an psychosozialer Begleitung

machen. Die Bedürfnisse und Fragen sind individuell zu klären, und es muss auf das Recht hingewiesen werden, auf eine Untersuchung zu verzichten.

Zur genetischen Beratung gehört es, die Ratsuchenden in der Entwicklung von Bewältigungsmodellen zu unterstützen. Nicht alle Familien können aus eigener Kraft Zukunftsperspektiven entwickeln. In solchen Situationen ist es angezeigt, ein professionelles Krisenmanagement in Anspruch zu nehmen. Oft erweist sich eine interdisziplinäre Zusammenarbeit zwischen betreuendem Arzt oder Kinderärztin, GenetikerIn, PsychologIn, SozialarbeiterIn, je nach Bedarf als hilfreich. Es ist darauf zu achten, dass alle Informationen bei einer Vertrauensperson nach Wahl der Familie zusammenlaufen. Nur auf diese Weise kann ein funktionierendes, tragendes Netzwerk aufgebaut und optimal genutzt werden.

Tabelle 4-3: Was unterscheidet Erbkrankheiten von andern Krankheiten?

- Bedrohung aus dem eigenen Körper
- Wahrnehmung als Anteil der Identität
- Betroffenheit eines ganzen Familiensystems
- Weitervererbung von Generation zu Generation
- Schuldgefühle – Schuldzuweisungen
- Wahrnehmung als unabwendbares Schicksal

Das Wissen um die Besonderheiten von Erbkrankheiten (**Tab. 4-3**) erfordert eine besonders sorgfältige Vorbereitung auf Diagnosestellung und Abklärung weiterer Familienangehöriger (z.B. Heterozygotenabklärung). Die Rahmenbedingungen der Diagnoseeröffnung müssen vorher gegenseitig abgesprochen sein, und die Prognose muss stets mit dem Vorbehalt der individuellen Heterogenität der Krankheitsentwicklung besprochen werden. Unter Umständen erweist es sich als hilfreich, eine Psychologin oder Psychologen für diese Gespräche beizuziehen. Art und Weise der Vermittlung der Information kann die zukünftigen Lebensgestaltung einer Familie maßgeblich beeinflussen. Deshalb ist auf eine «nicht-direktive» Information und Beratung zu achten. In meiner Erfahrung bewährt es sich bei der Strukturierung des Informationsgespräches vier Ebenen anzusprechen, die medizinisch-therapeutische, die psychologische, die soziale und die ethische (**Tab. 4-4**).

Tabelle 4-4: Die vier Ebenen der genetischen Beratung.

Medizinisch-therapeutische Ebene Anamnese, Stammbaum, Erbgang, klinische und genetische Abklärungen Diagnose, Prognose, therapeutische Maßnahmen
Psychologische Ebene Gefühle, Bedeutung für die Familie, Befindlichkeit der einzelnen Personen, Belastungen der Beziehungen, Krisenintervention, Mobilisierung von Ressourcen, Krisenbewältigung, Zukunftsperspektiven
Soziale Ebene Bedeutung und Ressourcen im sozialen Umfeld, Rechte und Versicherungen, gesetzliche Bestimmungen, Ansprüche auf finanzielle und andere Unterstützungen, sowie weitergreifende therapeutische Maßnahmen (siehe auch Kap. 12)
Ethische Ebene Beziehung zum Kind mir Behinderung, Beziehungen innerhalb der Familie, Information anderer Familienangehöriger (Schuldgefühle, Schuldzuweisungen), Konflikte bezüglich Entscheidungen über weitere Familienplanung insbesondere pränatale Diagnostik (siehe auch Kap. 5).

Rahmenbedingungen

Ein angenehmer Raum, Ausschaltung äußerer Störfaktoren wie Sucher und Telefon, gute Vorbereitung und genügend Zeit tragen viel zum Gelingen der Gesprächs bei. Die Einladung für die genetische Beratung ergeht prinzipiell an beide Eltern. Mütter haben oft andere Fragen als Väter, Bedürfnisse und Reaktionen sind unterschiedlich. Ist das Paar gemeinsam zugegen, können sie sich gegenseitig unterstützen, und gleichzeitig können eventuell bestehende Missverständnisse oder unterschiedliche Informationen geklärt werden.

Als Einstieg in das Gespräch bewährt es sich in der Regel, sich zunächst nach der Befindlichkeit zu erkundigen. Dies zeigt Zuwendung und Interesse und hilft die erste Beziehung zu knüpfen. Dann gilt es die Erwartungen an die Beratung und Fragen zu klären. Jede Familie hat ihre spezifische Situation und spezielle Bedürfnisse, dafür müssen Beratende offen sein können. Eine Überhäufung mit Informationen wird zum Fallstrick für die Kommunikation, dasselbe gilt für eine direktive Beratung. Aktives Zuhören lohnt sich, lässt offene Fragen und Ängste erkennen und damit notwendige Schritte einleiten. Mittels Rückfragen lässt sich erkennen, ob die gegebene Information richtig aufgenommen und verstanden wurde.

4.2 Beratung bei familiärer DMD

Ist DMD schon in einigen Generationen in einer Familie bekannt, verfügt diese in der Regel über ein großes Wissen und viel Erfahrung über Bedeutung der Krankheit, Lebensqualität, Einfluss auf die Beziehungen, Belastungen und Stärken. Es kann sein, dass aus diesen Erfahrungen Vertrauen entstanden ist gemeinsam mit diesem Schicksal umgehen zu können, doch kann auch das Gegenteil der Fall sein, große Ängste, Überforderung, Auseinanderbrechen der Familie. Dies fließt alles in das Gespräch mit ein. Meist wird die genetische Beratung im Zusammenhang mit Familienplanung aufgesucht. Oft sind es die weibliche Familienangehörigen, die gemeinsam mit ihren Partnern vor Familienplanung über den Erbgang und die Möglichkeiten der Abklärung bezüglich Trägerinnenstatus und vorgeburtlichen Untersuchungen informiert werden wollen. Sie entscheiden gemeinsam über gewünschte Untersuchungen und über die Familienplanung. Hierbei steht die vorgeburtliche Diagnostik mit allen medizinisch-genetischen, psychologischen und ethischen Fragen sowie dem daraus folgenden Konfliktpotenzial zur Debatte (siehe Kap. 3 und 7). Es lohnt sich, dieser Diskussion entsprechend Raum und Zeit einzuräumen.

Die Entscheidungen werden in hohem Maße von individuellen Erfahrungen und Wahrnehmungen geprägt. Dabei spielt die eigene Lebensgeschichte oft die wichtigere Rolle als rationale Überlegungen. So ist es möglich, dass Frau und Mann unterschiedlicher Meinung sind. Hier ist es wichtig, die Findung eine gemeinsamen Lösung zu unterstützen.

Auch können die Entscheidungen des gleichen Paares in scheinbar ähnlichen Situationen je nach Lebenserfahrung und Situation unterschiedlich ausfallen. Ein Beispiel: Ein Paar kommt in die Beratung. Anlass dazu ist, dass der Bruder der junge Frau vor einigen Jahren an Muskeldystrophie Duchenne verstorben ist. Bei ihr selbst hat die molekulargenetische Untersuchung ergeben, dass sie Konduktorin der Mutation ist, die bei ihrem Bruder die Krankheit verursacht hat. Trotzdem entscheidet sich das Paar nach dem Beratungsgespräch für eine Schwangerschaft und verzichtet aus ethischen Überlegungen auf eine Pränataldiagnose. Sie bekommen ein Mädchen und sind sehr glücklich darüber. Zwei Jahre später besteht erneut Kinderwunsch, doch diesmal will das Paar unbedingt eine vorgeburtliche Untersuchung. Auf die Frage nach dem Grund dieser Meinungsänderung äußern sie, dass die Erfahrung des Elternsein und die Erlebnisse mit ihrer kleinen Tochter diese Veränderung verursacht haben. Vor der ersten Schwangerschaften empfanden sie die Entscheidung, über Erhaltung oder Abbruch der Schwangerschaft entscheiden zu müssen, als Anmaßung. In der zweiten Schwangerschaft erschien ihnen die Perspektive, bei einem Kind das Risiko für eine Muskeldystrophie Duchenne in Kauf zu nehmen, dem Kind gegenüber als nicht verantwortbare Zumutung. Dieses Spannungsfeld zwischen Anmaßung und Zumutung lässt die Brisanz des ethischen Konfliktes deutlich zu Tage treten.

4.3 Beratung, wenn eine Neumutation aufgetreten ist

Bei etwa einem Drittel der Familien, in denen bei einem Knaben die Diagnose DMD gestellt wird, ist die Familienanamnese unauffällig. Der Moment der Diagnoseeröffnung bedeutet für die Eltern ein Schicksalsschlag, der einen Schock, eine Krise auslöst. Die Diagnose bedeutet den Verlust des gesunden Kindes, seiner Zukunftsperspektiven, die Konfrontation mit Behinderung und mit den tödlichen Folgen der Krankheit. Dies löst so viele Emotionen aus, dass in der genetischen Beratung oft zunächst nicht die Vererbung im Vordergrund steht, sondern die Krankheit selbst, deren Verlauf, therapeutische Maßnahmen und vieles anderes mehr. Sehr oft sind dies Dinge, über die bereits andere Kolleginnen oder Kollegen mit den Eltern diskutiert haben. Vielfach sind Eltern im Moment der Diagnoseeröffnung zunächst gar nicht in der Lage, alles Gesagte aufzunehmen. Zu erfahren, dass es sich um eine Erbkrankheit handelt, ist ein weiterer Schock. Wie kann das sein bei einer völlig unbelasteten Familienanamnese? All diese Fragen gilt es mit Geduld und Einfühlungsvermögen zu beantworten.

Molekulargenetische Abklärungen erlauben in vielen Fällen festzustellen, wo und bei wem die Mutation aufgetreten ist, in der mütterlichen Keimbahn oder in derjenigen des Großvaters mütterlicherseits (siehe Kap. 3). Bevor eine molekulargenetische Familien-Abklärung durchgeführt werden, muss die Tragweite der Resultate diskutiert werden. Es können Gefühle der Ohnmacht, Ungerechtigkeit, manchmal Wut und Aggressionen, fast immer Schuldgefühle ausgelöst werden, manchmal kommt es gar zu Schuldzuweisungen. Dies kann das Familiengefüge ins Wanken bringen. Gegebenenfalls ist es vorzuziehen, zunächst auf solche Untersuchungen, die nicht unmittelbar für eine genetische Beratung erforderlich sind, zu verzichten. Zur Beratung vor der Familienabklärung gehört auch die Information, dass ein untersuchtes Familienmitglied das Recht hat, darauf zu verzichten, das Resultat seiner eigenen Untersuchung zu erfahren, und trotzdem im Interesse anderer Familienangehöriger seine DNS für die Untersuchung zur Verfügung stellen kann.

4.4 Heterozygotenabklärung

Ist die klinische Diagnose gesichert und die Mutation gefunden, dann ist in der Regel die Heterozygotenbestimmung bei den Frauen in Familien mit DMD möglich. Auch hier muss vorgängig eine genetische Beratung durchgeführt werden. Nicht immer kommen die Frauen aus eigener Initiative, oft sind sie von irgendwo her unter Druck, sei es seitens ihrer Eltern oder aus der Ärzteschaft; dies auch vielfach zu einem Zeitpunkt, zu dem sie noch gar nicht bereit sind, das Thema Vererbung und Familienplanung anzugehen. Gerade hier kann ein aufmerksames und sorgfältiges Gespräch viel bewirken. Einerseits vermag es den Druck aufzuheben, andererseits kann es zur Auseinandersetzung motivieren. Voraussetzung ist auch hier ein Vorgehen, das der Autonomie der Frau Sorge trägt – kann die Diagnose einer Heterozygotie doch das Selbstbild, manchmal sogar die Identität ins Wanken bringen, gerade weil die Diagnose einer Heterozygotie gewichtige Auswirkungen auf die spätere Familienplanung hat. Dies ist einer der Gründe, mit dieser Abklärung bis ins Erwachsenenalter zu warten. Um die letztere Empfehlung auch in der pränatalen Diagnostik zu berücksichtigen, wird auf eine molekulargenetische Untersuchung verzichtet, sobald feststeht, dass das erwartete Kind ein Mädchen ist. Eine vorgeburtliche oder in der Kindheit vorgenommene Heterozygotenbestimmung könnte für Kind und Familie eine unnötige zusätzliche Belastung bedeuten.

4.5 Pränatale Diagnostik und Beratung

Jeder pränatalen Untersuchung hat eine ausführliche Beratung voranzugehen. Eine weitere Bedingung ist, dass vorgängig die familienspezifische Mutation gefunden worden ist und deren molekulare Struktur bekannt ist. Die Beratung zur vorgeburtlichen Untersuchung ist, wie bereits oben beschrieben habe, die heikelste, die ethisch brisanteste und darum auch die bezüglich «Nicht-direktiv-Sein» anspruchsvollste. Es kann durchaus sein, dass Überlegungen und Entscheidungen der zukünftigen Eltern von der Beurteilung der beratenden Person abweichen. Es ist unabdingbar, sich als ÄrztInnen bewusst zu sein, dass die Familien eine gewisse «Expertise» und eine andere Sichtweise mitbringen. Je nach physischer und psychischer Belastung und Wahrnehmung kann die Bedeutung der Krankheit unterschiedlich ausfallen. Der ideale Zeitpunkt für die Beratung in Familien in denen ein Patient mit DMD bekannt ist, liegt *vor der Familienplanung*. Auch die beste vorgeburtliche Diagnostik gibt keine Garantie für ein gesundes Kind, sie kann allenfalls ein dem Bevölkerungsdurchschnitt gegenüber erhöhtes Risiko erfassen oder ausschließen.

Die pränatale Diagnostik wird in der Hoffnung in Anspruch genommen, dass beim erwarteten Kind DMD ausgeschlossen werden kann. Wenn das erwartete Kind ein Knabe ist, besteht jedoch bei der Hälfte davon das Risiko, dass die Anlage für DMD vorhanden ist. Was wird dieser Befund bedeuten? Was gedenken die zukünftigen Eltern in dieser Situation zu tun, und wie werden sie mit der Entscheidung zum Schwangerschaftsabbruch umgehen? Werden sie sich einem Konflikt aussetzen oder wird die Entscheidung für sie klar sein? Sich vor die Entscheidung gestellt zu sehen, eine im Grunde erwünschte Schwangerschaft abzubrechen, trifft ein Paar besonders hart. Es bedeutet, sich mit Verlust und Tod auf eine besondere Art auseinander setzen zu müssen und sich möglicherweise auch Schuldgefühlen auszusetzen. Um so wichtiger ist es, dass dieser Prozess einfühlsam begleitet wird und dass dem Paar ermöglicht wird, in irgendeiner Form vom Kind Abschied zu nehmen, die Trauer wahrzunehmen und sie auch zu leben. Weil der Abbruch der Schwangerschaft schon am Ende des ersten Trimenons erfolgt, wird das Bedürfnis zu trauern oft nicht wahrgenommen. Es kann vieles erleichtern, wenn darauf hingewiesen wird, und auch darauf, dass es durchaus normal ist, dass Frauen und Männer unterschiedlich mit diesen Prozess umgehen.

Ich erlebe, dass trotz bester Vorbereitung nach einem Schwangerschaftsabbruch Schuldgefühle auftreten können, manchmal erst Monate oder Jahre nach dem Ereignis. Diese Gefühle sind ernst zu nehmen. Manchmal genügt eine Aussprache, um das innere Gleichgewicht wiederherzustellen, doch unter Umständen bedarf es hier einer psychotherapeutischen Intervention, manchmal einer Langzeitbegleitung. Allzu oft sehen es Menschen als Schwäche an oder schämen sich, psychotherapeutischer Unterstützung zu bedürfen. Zur ärztlichen Kunst gehört es dann zu vermitteln, dass es normal ist, in ihrer Situation Hilfe in Anspruch zu nehmen.

4.6 Anforderungen an die BeraterInnen

Gut zu informieren ohne direktiv zu sein stellt hohe Anforderungen an die Kompetenz der Beratenden, sowohl auf der fachlichen Ebene als auch bezüglich der psychologischen und ethischen Gegebenheiten. Die Versuchung direktiv zu werden kann durchaus von Seiten der Ratsuchenden kommen: «Frau/Herr Doktor, was raten Sie uns?» Die Gegenfrage kann beispielsweise lauten: «Welche Information und/oder Unterstützung brauchen Sie zusätzlich, damit Sie Ihre eigene Entscheidung treffen könnten, und wer könnte Ihnen diese geben?»

Hohe Anforderungen stellen sich ebenfalls in der Begleitung der Entscheidungsfindung und deren Konsequenzen. Einige Situationen können auch in Konflikt mit Ansprüchen an die eigenen Ethik führen. Es ist dabei durchaus möglich und verständlich, dass auch gute Ärztinnen und Ärzte an Grenzen stoßen. Wichtig ist es, sich dessen bewusst zu sein, über geeigneten Ressourcen und Personen zu verfügen, die man zu Rate ziehen oder denen man delegieren kann. Gut organisierte interdisziplinäre Zusammenarbeit wird von betroffenen Menschen sehr geschätzt, und für uns ÄrztInnen darf es die Erleichterung geben, Verantwortung zu teilen und gemeinsam zu tragen. Die kluge Sorge um sich selbst im Spannungsfeld zwischen Professionalität und eigener Betroffenheit ist Teil von Verantwortung und Ethik im Ärzteberuf.

Literatur

Braga S. et al. (2000) Gendiagnostik: Beratung als ethische Pflicht. SÄZ 11, Nr. 26: 1472-77.
Harper P.S. (1998) Practical genetic counselling 5th ed. Butterworth Heinemann.

5 Ethische Überlegungen

Christoph Rehmann-Sutter

Eine schwere, progrediente, alle Muskeln des Körpers betreffende Krankheit wie die Muskeldystrophie Duchenne (DMD) bedeutet für Betroffene, Eltern, Therapeuten und Beziehungspartner ein schmerzliches Erfahren von Grenzen. Die so aufdringliche Anwesenheit und die Unverrückbarkeit dieser Grenzen und dazu ihr stetes Näherrücken im Verlauf stellen die Angehörigen, Pflegenden und natürlich die Betroffenen selbst vor schwierige Herausforderungen. Ich möchte in diesem Kapitel einige Dilemmata in ihren ethischen Dimensionen darstellen, soweit sie die Medizin betreffen.

Meine Reflexionen sollen für die PraktikerInnen Anregungen und Klärungen bieten. Meine Argumente wollen und können aber – dies ist mir ganz wichtig – keine Rezepte bieten. Sie können nicht eindeutig vorschreiben, wie man in einzelnen, je speziellen Fällen vorgehen sollte.

Während der Vorbereitungen dieses Kapitels habe ich etwas erfahren dürfen, das mir auch als Erfahrung von Betreuungspersonen zugetragen worden ist: Bei der Arbeit mit Menschen mit Behinderungen ist oft nicht klar, wer eigentlich wem hilft. Begonnen habe ich mit der Idee, mit den Mitteln der Ethik für die Praxis etwas Hilfreiches zu bieten. Je länger ich mich der Thematik aber tatsächlich widmete, je mehr Gespräche ich führte und je mehr ich mich in diese Welt vertiefte, die sich mit DMD auftut, desto mehr wurde mir klar, dass ich es bin, der hier etwas lernt. Ich hörte von engagierten Menschen, die an den akuten physischen Grenzen, die DMD setzt, im Leiden, das unabwendbar da ist, selbst gewachsen sind. Sie haben mir etwas gegeben.

Diese Erfahrung gab das Motto für dieses Kapitel: *Grenzen übersteigen.* Das Übersteigen von Grenzen kann uns mit Sinn und Lust erfüllen. Damit man dies aber kann, muss man Grenzen zuerst erfahren. Grenzen müssen sein, damit man sie übersteigen kann, das heißt, für Grenzen soll man Sorge tragen. Man soll sie nicht negieren, so tun, als ob es sie nicht gäbe. Und das Übersteigen ist nicht dasselbe wie das Überschreiten. Grenzen zu überschreiten kann verletzen. Grenzen zu übersteigen kann beflügeln.

Was dies konkret heißen kann, erzählt Simone Leuenberger, selbst schwer muskelkrank (nicht DMD) und auf den Rollstuhl angewiesen. Sie wurde von einer Gruppe von Alpinisten in einer aus ein paar Dachlatten einfach zusammengezimmerten Sänfte von der Simplon-Passhöhe zur Monte-Leone-Hütte auf 2800 m.ü.M. hinaufgetragen und konnte einmal in dieser SAC-Hütte übernachten. Ihr Bericht bewegte mich. Sie beschreibt ihre Erinnerungen aus dieser Sänften-Perspektive, in einem Gebiet, wo die «Wanderwege» aufhören und längst die «Bergwege» begonnen haben: «Und das war es auch, was ich vor uns sah: Berg, Berg und nochmals Berg.» (Leuenberger 2001). Die «Berge» für die Autorin in der Sänfte sind gewiss nicht ganz dieselben Berge, wie sie für die sind, welche problemlos, einfach nach Lust und Laune an ihnen hinauf- und hinunterkraxeln können. Es sind Berge, die erst sichtbar werden beim Übersteigen von Grenzen. Die Unentwegten, die Simone Leuenberger hinaufgetragen haben, haben die altbekannten Berge jenes Mal wohl auch ein bisschen anders und neu gesehen. Dies zu können war ihr Geschenk aus ihrem Übersteigen von Grenzen, mit der originellen Idee und durch die Tat.

Ich beginne beim Lebensbeginn und behandle zunächst die pränatale Diagnostik und genetische Tests (5.1), dann die Körperlichkeit mit Behinderungen während des Lebens (5.2), die Idee der Gentherapie (5.3) und schließlich wende ich mich den Fragen des Lebensendes zu: Behandlungen und Entscheidungen im Umkreis des Sterbens (5.4).

5.1 Ethische Probleme beim Lebensbeginn

Für Menschen, die aus ihrer Familiengeschichte wissen, dass sie möglicherweise Träger einer Mutation im Dystrophin-Gen sind, beginnt eine Kaskade von Entscheidungen, welche jeweils tiefe ethische Fragen berühren, unter Umständen schon vor der Entstehung eines Embryos: bei der Familienplanung. Die Frau kann Trägerin der Mutation sein. Sofern man dies bei der Frau selbst durch einen speziellen Test einwandfrei feststellen könnte, wäre die Entscheidung zur Abklärung des Überträgerinnenstatus einfacher als in der Realität, wo vor einem eindeutigen DNA-Test zuerst Voruntersuchungen bei betroffenen Familienmitgliedern nötig sind, um herauszufinden, um welche Mutation es sich überhaupt handeln könnte (vgl. Kap. 4). Dadurch kann es geschehen, dass auch anderen Familienmitgliedern mit der Testbarkeit «ihrer» Mutation die Möglichkeit einer Wahrheit zugemutet werden muss, die zu verarbeiten nicht einfach ist. Dies kann die familiären Beziehungen vor Probleme stellen, die sie insgesamt unter ein neues Ziel stellen, sie neu ausrichten (Richards 1996).

Weil von DMD fast ausschließlich Knaben betroffen werden, bietet sich zur Verringerung des Risikos im Prinzip auch eine Auftrennung der Spermien nach X- oder Y-Geschlechtschromosomen an. Auf der weiblichen Seite käme auch eine Polkörperuntersuchung bei der verwendeten Eizelle in Frage. Beide Techniken zielen darauf ab, schon vor der Befruchtung diejenigen Keimzellen auszusondern, welche die Krankheit übertragen oder zum Ausbruch kommen lassen (Verlinsky et al. 2002). Die ethischen Schwierigkeiten in beiden Methoden können im Vergleich zu anderen Optionen als gering angesehen werden. Probleme bestehen aber doch darin, dass sie nicht hundertprozentig zuverlässig sind – die Polkörperdiagnostik kann nicht an einer zweiten Zelle verifiziert werden, und jeder Test hat falsch positive und falsch negative Resultate – und dass die Eltern über die verbleibende Unsicherheit korrekt aufgeklärt werden müssen. Eine Überprüfung des Befundes ist erst später im Rahmen einer pränatalen Diagnostik möglich. Die Eltern müssen zudem dafür die Prozedur einer In-vitro-Fertilisation in Kauf nehmen mit allen damit verbundenen Belastungen und Risiken.

Wo es das Recht erlaubt, ist die Präimplantationsdiagnostik nach erfolgter Befruchtung in vitro eine Option. Bei dieser Prozedur wird eine Teilzelle (Blastomer) der früheren Embryos abgelöst und für die genetische Untersuchung verwendet. Dort ist eine Überprüfung eines genetischen Befundes möglich, weil die Blastomeren teilungsfähig sind. Die prädiktive Aussage wird deshalb wesentlich sicherer. Gleichzeitig ist die Präimplantationsdiagnostik aber eine bewusst geplante Embryoselektion. Von Kritikerinnen wird auf die sozialen Implikationen der Einführung der Selektion aufgrund bestimmter krankheitsbestimmender Eigenschaften hingewiesen (vgl. Kollek 2000). Aus der Perspektive der Betroffenen stellt sich die Problematik jedoch anders dar. Die Selektion kann von betroffenen Frauen selbst als weit weniger schwerwiegend erlebt werden als die Abtreibung eines Fötus nach pränataler Diagnostik später in der Schwangerschaft. Im einen Fall tritt eine Schwangerschaft erst gar nicht ein, im anderen muss eine bestehende Schwangerschaft abgebrochen werden. Der Fötus ist auch hinsichtlich seiner ethischen Schutzwürdigkeit anders einzuschätzen als ein 8-Zell-Embryo erst wenige Tage nach der Befruchtung in vitro. Diesen Gesichtspunkt der Betroffenen müsste die Rechtsgemeinschaft auch berücksichtigen. Die Aspekte des Embryonenschutzes und der Verhinderung einer Eugenik sind wichtig, aber ethisch nicht allein für sich schon ausschlaggebend. Zu einem Gleichstellen des moralischen Status des 8-Zell-Embryos mit dem Fötus und dem Kind kommt, wer die Doktrin vertritt, dass mit der Befruchtung schon die volle Menschenwürde mit einem Recht auf Leben entsteht. Ich halte diese Doktrin für kontraintuitiv, weil die moralische Personalität, d.h. das, was ein

Etwas zu einem Jemand macht, nicht plausiblerweise an die Chromosomen oder die DNA geknüpft werden kann. Die genetische Identität ist in meinen Augen nicht dasselbe wie die personale, moralische Identität, welche die Schutzwürdigkeit begründet (Spaemann 1998 ist der gegenteiligen Auffassung; vgl. Rehmann-Sutter 2001). Diese Überlegungen führen zu einer eingeschränkt liberalen Auffassung, wonach es gerechtfertigt wäre, die Präimplantationsdiagnostik zu erlauben, sofern sie auf besondere Situationen bekannter genetischer Risiken beschränkt bleibt.

Die Standardmethode zur vorgeburtlichen genetischen Abklärung bleibt die Analyse von Zellen, die mittels Chorionzottenbiopsie oder Amniozentese gewonnen wurden. Die Entscheidung, nach einem positiven Befund die Schwangerschaft abzubrechen, und dann das Durchleben der Abtreibungsprozedur, die ethisch gesehen noch schwieriger wird, je näher sich der Fötus der Überlebensfähigkeit nähert, werden von betroffenen Frauen (und Männern) manchmal als traumatisch erlebt (vgl. Swientek 1998, bes. S. 128ff.). Die Situation bei DMD ist die, dass die Indikation für einen Abbruch aufgrund der Schwere des Krankheitsbildes allgemein als gegeben angesehen wird. Diese medizinisch unangefochtene Indikationenstellung vermeidet aber weder den ethischen Konflikt für die Einzelnen, die den Entscheid in ihrem Leben tragen müssen, noch das Trauma. Aus der Perspektive der Betroffenheit können die Optionen «Geburt eines Kindes mit einer tödlichen Erbkrankheit» und die Möglichkeit, nochmals ein gesundes Kind zu zeugen, nicht einfach kühl-rechnerisch nebeneinander gelegt und verglichen werden. Denn der Fötus lebt bereits. Dieser lehrbuchförmige Vergleich würde zu dem eindeutigen Resultat führen, dass der Abbruch gewählt werden soll und darf. Man kann die Entscheidung aber nicht auf eine solche Aufrechnung von Lebensqualitätsjahren dieses oder des nächsten Kindes zurückführen, denn es geht um das Ja oder Nein zu einem konkret werdenden, das heißt existierenden, menschlichen Leben, das zwar DMD haben wird, aber trotzdem auch einen eigenen Lebenswillen, eine Perspektive, eigenes Leid und eigene Freude. Die Eltern, die abgetrieben haben, können sich auch später noch mit Gefühlen der Schuld konfrontiert fühlen, obwohl sie die Entscheidung nach reiflicher Überlegung gefällt und damals akzeptabel (im Sinn des besseren von zwei schlechten Wegen) gefunden haben. Die Ethik hat es neben den Fragen, welche bevorstehende Handlungen und Entscheidungen betreffen, auch mit retrospektiven Fragen zu tun. Die Fragen sind dann: Täuscht man sich in der Erinnerung? Kann man der Schuld ihre Berechtigung entziehen?

Die Entscheidung zum vorgeburtlichen Test hat zur Folge, dass bei positivem Befund eine moralisch wesentlich schwierigere Situation entsteht, als wenn der Test weggelassen wird. Aber die Entscheidung gegen den Test ist ebenfalls ambivalent, sofern aus der familiären Konstellation eine Risikosituation und daher ein Vorwissen besteht. Wenn das Kind gesund ist, fühlen sich die Eltern zwar enorm erleichtert, aber wenn das Kind krank wäre, müssten sich die Eltern mit dem von ihnen selbst aufgebrachten Vorwurf auseinander setzen, dass sie es im Prinzip hätten abklären lassen können. Wie man es dreht und wendet, die Einführung der vorgeburtlichen Diagnostik ist ein moralisch zweischneidiges Schwert.

Die Konsequenz, die aus diesem Befund folgt, ist aber nicht, eine restriktive Politik gegen die pränatale Diagnostik von Dystrophinopathien zu empfehlen. Denn dies würde bedeuten, Betroffenen und ihren Angehörigen diese schweren Leiden und Belastungen bewusst zuzumuten. Die Folgerung ist vielmehr die, dass die betroffenen Paare, vor allem die Frauen, aber auch die Männer, wie auch immer sie sich entscheiden, Verständnis und Stütze durch andere Menschen brauchen.

Tabuisierung, d.h. in den Gesprächen einen Bogen um die heiklen Fragen zu machen, ist kaum hilfreich. Denn Tabuisierung bedeutet einen Kommunikationsabbruch; und gelungene Kommunikation ist Zuwendung, Bestätigung, Anerkennung und letztlich die Voraussetzung für die Autonomie der Betroffenen. Es wäre für die Gesellschaft widersprüchlich, mit der einen Hand die pränatale Diagnostik anzubieten, wohl wissend, dass für die Betroffenen moralische Konflikte höchsten Grades (um Leben und Tod) entstehen, und mit der anderen Hand das Schweigen um diese Fragen zu verordnen. Die notwendige, respektvolle Schonung der Betroffenen (vor Vorwürfen) ist nicht zu verwechseln mit der Gesprächsvermeidung und dem Alleinlassen.

Ein wesentliches Element der Entscheidungssituationen im Umkreis der pränatalen Diagnostik ist der Faktor Zeit. Die Zeit hat hier eine eigentümliche Gestalt, insofern es sich um irreversible Veränderungen der Lebensgeschichten (zu diesem Konzept vgl. Haker 2002) handelt. Wer sich für den Test entscheidet, kann das offenbarte Wissen nicht mehr zurückgeben. Einmal gewonnen, lässt es sich nicht mehr vernichten. Wer sich gegen den Test entscheidet, kann ihn später nicht mehr nachholen; die Schwangerschaft schreitet fort und führt hin zur Geburt des Kindes. Wer sich für eine Abtreibung entscheidet, beendet das Leben des Fötus. Wer sich gegen die Abtreibung entscheidet, sagt Ja zum Kind und zu einer viele Jahre dauernden besonderen Beziehung.

Ein weiterer Aspekt, der mit der besonderen zeitlichen Dynamik zusammenhängt, ist die Zeitknappheit. Die Betroffenen müssen ihre schwerwiegenden Entscheide unter zeitlichem Druck fällen:

> Die Ärztin schickte das Ehepaar «zum Nachdenken» wieder nach Hause – verbunden mit der Weisung, sich nicht mehr allzu viel Zeit zu lassen mit ihren Überlegungen. (Swientek 1998, S. 8)

In der häufigen Konstellation, dass die Schwester eines DMD-Patienten zum Test geht, mag dieser Druck allerdings abgemildert sein durch eine intime Kenntnis der Bedeutung der Krankheit, ein langes Vorwissen und eine entsprechende Vorbereitungszeit der Entscheidung bereits vor Durchführung des Tests.

Die ethische Konsequenz aus der Reflexion über diese Schwierigkeiten ist, dass die Beziehungspartner, die Familienmitglieder und alle Freunde und Bekannten eine Aufgabe bekommen, nämlich die, den Betroffenen mit Verständnis und Unterstützung zu begegnen. Bereit sein zu verstehen schließt die Offenheit für die moralische Ambivalenz der Situationen, in denen sich Betroffene befinden, mit ein. Das Verstehen erfordert Respekt gegenüber der moralischen Wahrnehmungs- und Entscheidungskompetenz der betroffenen Frauen und Paare. Es sind sie selbst, welche am ehesten einschätzen können, was die Konsequenzen der Entscheidungen im Kontext ihres zukünftigen Lebens bedeuten. Niemand sonst kann sich anmassen, dies besser oder stellvertretend für sie wissen zu können. Die schweizerische nationale Ethikkommission im Bereich Humanmedizin sagt in ihrer Stellungnahme 2/2002 zur Frage des Schwangerschaftsabbruchs:

> Nur die schwangere Frau ... vermag die Konsequenzen für ihr Leben in ihrer ganzen Tragweite zu sehen. Entsprechend kann nur sie in der Lage sein, eine entsprechende Entscheidung im Bewusstsein dieser Bedeutung zu fällen. (Nationale Ethikkommission 2002)

Dies war für die Kommission ein Argument für die Idee der Fristenregelung, d.h. für die Straflosigkeit des Schwangerschaftsabbruchs während einer bestimmten Zeit, aber es war nicht ein Argument für deren ethische Unbedenklichkeit. Wie eine schwangere Frau den moralischen Konflikt lösen muss, in den sie die Schwangerschaft mit einem als krank diagnostizierten werdenden Kind führt, ist nicht mit objektiven oder verallgemeinerbaren Prinzipien allein zu lösen. Es *gibt* diese Prinzipien nicht, die Abtreibung eindeutig verurteilen oder gebieten.

Damit ist aber noch nicht alles gesagt. Auch wenn sie keine Lösung vorschreibt, kann die Ethik immerhin den Schwangeren, ihren Beziehungspartnern, den Therapeuten und Beraterinnen helfen, die Situation in ihren vielen Facetten besser zu verstehen. Ich möchte in loser Reihenfolge einige dieser Facetten ansprechen:

Erstens: Es gibt in der Wahrnehmung der Lebensqualität eines Kindes mit schwerer körperlichen Behinderung eine krasse Diskrepanz zwischen der Wahrnehmung aus der Perspektive der Medizin und der Betroffenen selbst. In der medizinischen Sprache ist DMD «eine letale X-chromosomal rezessive Erkrankung mit einer Häufigkeit von ungefähr 1:3500 unter neugeborenen Knaben» (s. S. 15 ff). Ein von DMD betroffener Mann schreibt dagegen ein Buch mit dem Titel *Ich lebe sehr gerne* (Müller/Brühlmann-Jecklin 2001). Wie dürfte man dieser Aussage misstrauen, auch wenn es auch gegenteilige Aussagen gibt, die nicht publiziert werden? Obwohl die Krankheit zum Tode führt, bleibt eine Lebensspanne, in der auch mit Einschränkungen Lebensqualität möglich ist. Glück ergibt sich nicht aus der Abwesenheit von Krankheit oder aus der Ferne von Grenzen. Unser aller Leben ist eine Dynamik, die letztlich zum Tode führt. Dies ergibt sich aus der existenzialen Endlichkeit unseres Daseins (vgl. die Analyse im Anschluss an Martin Heideggers Wort vom «Sein-zum-Tode» bei Sitter-Liver 2002). Es ist bloß so, dass diese Endlichkeit für jede und jeden von uns ein anderes Gesicht trägt. Aber am Faktum des Todes ändert dies nichts.

Daraus ergibt sich für die Ethik der pränatalen Diagnostik eine wichtige Konsequenz: Die Antizipation einer Behinderung aus der Perspektive der Eltern kann sehr schwer wiegen. Gleichwohl entspricht diese Antizipation nicht dem, was die Menschen mit Behinderungen dann tatsächlich subjektiv erleben. Dies bringt die Unsicherheit mit sich, auf Grund von falschen Annahmen eine Entscheidung zum Abbruch der Schwangerschaft zu begründen. Das *antizipierte Bild* der Krankheit kann sich von der *subjektiven Wirklichkeit* der Krankheit unterscheiden. Ein zuverlässigeres Bild stellt sich am ehesten ein, wenn man Betroffenen begegnen konnte und sie selbst kennt. – Dies ist ein wesentlicher Grund, weshalb Behinderte aus unserer Gesellschaft nicht ausgegrenzt werden sollten.

Zweitens: Sowohl Amniozentese als auch die anderen invasiven Methoden zur Entnahme fötaler Zellen während der Schwangerschaft stellen ein gewisses, je nach Technik unterschiedlich hohes und qualitativ auch unterschiedlich geartetes Risiko für den Fötus dar. Es kann sehr selten vorkommen, dass der Fötus Verletzungen davonträgt, die zu Behinderungen führen, oder die Intervention kann eine Fehlgeburt auslösen (vgl. Kap. 3 und die Übersicht bei Rapp 1999). Die Zahlen sind gewiss gering. Aber wenn es einen trifft, ist das doch nur ein geringer Trost. Helen Hearnshaw erzählt ihre eigene Geschichte, wie sie sich in der Schwangerschaft aufgrund des Carrier-Status beider Eltern für das rezessiv vererbte Werdnig-Hoffman-Syndrom nach genetischer Beratung für die Chorionzottenbiopsie (CVS) entschied. Es wurde ihr erklärt, es gebe ein fünfprozentiges Risiko, dass das Resultat des Tests fehlerhaft sein könne, und die Prozedur selbst trage ein dreiprozentiges Risiko mit sich, eine Fehlgeburt auszulösen. Sie und ihr Partner fanden das akzeptabel. Der Test war negativ und löste große Erleichterung aus. Er zeigte, dass der Fötus, obwohl auch Carrier, ein gesunder Knabe werde. In der 22. Woche stellten sich aber Komplikationen ein, und das Baby kam tot auf die Welt.

> No one said at the time that it had anything to do with the CVS, but then no one could say that it hadn't. (Hearnshaw 1996, S. 45)

Die Schwierigkeit in einer solchen Situation besteht natürlich darin, dass nicht klar wird, ob die Fehlgeburt auch ohne die CVS erfolgt wäre. Es gibt auch spontane Schwangerschaftsverluste, und man kann das Experiment nicht wiederholen. Zusätzlich ist die CVS für diesen Fötus, der ja gesund gewesen wäre, eine Anmaßung, die ethisch umso problematischer ist, als sie seinen Tod verursacht haben könnte. Für die Betroffenen kann es schwer sein, eine solche Erfahrung zu verarbeiten. (Die Obduktion ergab übrigens, dass das Ergebnis des Tests richtig war.)

Drittens: Von manchen Kritikern der pränatalen Diagnostik wird eingewendet, dass ihre systematische Etablierung als Teil des Standardangebots der Schwangerschaftsbetreuung ein faktisches, wenn auch unausgesprochenes Bekenntnis zur Eugenik beinhalte (vgl. Swientek 1998, Beck-Gernsheim 1995). Zwar fehlt die staatliche Verordnung, und die Entscheidung wird den Individuen oder Paaren freigestellt. Die Entscheidungslast wird dadurch zwar individualisiert, aber im Endeffekt ändert sich wenig an der Tatsache, dass die meisten Eltern, bei denen ein schwerwiegender Befund diagnostiziert wurde, sich auf Grund der kindlichen Indikation zum Abbruch der Schwangerschaft entscheiden. Genaue Zahlen sind zwar schwer aufzutreiben, wie Rayna Rapp (1999, S. 183) für die USA berichtet, aber die epidemiologische und biostatistische Evidenz deutet eindeutig darauf hin, dass «the decision to keep a pregnancy after receiving the diagnosis of a serious condition is relatively rare.» Das Vollenden der Schwangerschaft wird in dieser Lage zu einer quasi heroischen Tat, die sich gegen die vorherrschenden Tendenzen in der Gesellschaft, die leistungsfähige Menschen bevorzugt, durchsetzen muss. Das Vollenden der Schwangerschaft wird zu einem Akt der Güte – oder zu einer Widerstandsaktion gegenüber dem sozialen Erwartungsdruck. Rayna Rapp interviewte Frauen, die den Abbruch nach einer Diagnose trotzdem ablehnten. In ihren Erzählungen wird deutlich, welche wichtige Rolle dabei orientierende religiöse Metaphern (Wunder, Gnade, ein Kreuz tragen, Gottes geheimer Ratschluss) spielen und wie zentral die Unterstützung durch enge familiäre Beziehungen sind, um die Entscheidung für die Geburt des behinderten Kindes zu ermöglichen (Rapp 1999, S. 183–190). Aber auch die nahe Bekanntschaft mit einem schwer behinderten Kind in der Verwandtschaft oder Erfahrungen aus früheren Schwangerschaften können helfen, die Angst vor dem unbekannten «Schlimmen», das das Kind haben werde, transparent zu machen.

Der gesellschaftliche Erwartungsdruck in Richtung Vermeidung der Geburt schwer behinderter Kinder ist wohl ein Faktum, das sich schwer leugnen lässt. Er lässt sich durch gesetzgeberische Maßnahmen nur punktuell vermeiden, zum Beispiel indem dafür gesorgt wird, dass die Invalidenversicherung in jedem Fall zahlen muss, unabhängig davon, ob eine vorgeburtliche Untersuchung durchgeführt wurde oder nicht, und unabhängig von ihrem Ergebnis. Unvermeidbar durch gesetzliche Maßnahmen sind aber die zwischenmenschlichen Dramen, die sich auf der Straße, im Bus oder in den Familien abspielen. Ein Vorwurf, geäußert von einer Schlüsselperson im Beziehungsnetz («So etwas hat man doch heutzutage nicht mehr!» – solche Äußerungen wurden mir in mehreren Fällen persönlich berichtet), kann nachhaltige Wirkung zeitigen, als negatives Erlebnis weitererzählt werden und zur Verstärkung des antizipierten «sozialen Drucks» beitragen, wenn Schwangere sich zur Diagnostik und zum Abbruch entscheiden. Das Ideal des *free and informed consent* autonomer Subjekte ist weit von der gesellschaftlich-alltäglichen Wirklichkeit entfernt. Andrea Arz de Falco zieht nach einer sehr ausgewogenen Analyse der ethischen Argumente folgenden Schluss:

> Ich halte … eine Interpretation der Pränataldiagnostik als Instrument des Zwanges und der Auslese im Kontext unserer gesellschaftlichen Wertsetzungen und Erwartungshaltungen für angemessener als die Interpretation, die das Schwergewicht auf eine erweiterte Autonomie im reproduktiven Bereich legt. … Wie können Frauen ihren eigenen Bedürfnissen und denen ihres werdenden Kindes gerecht werden, ohne zwischen den unterschiedlichen Ansprüchen und Erwartungen, die von außen an sie herangetragen werden, aufgerieben zu werden? (Arz de Falco 1996, S. 265)

Viertens: Kritisch betrachtet, zeigt sich die pränatale Diagnostik als Baustein im Kontext eines jeweils in Bezug auf individuelles Leiden medizinisch legitimierten Projektes der Technisierung der menschlichen Reproduktion insgesamt. Die medizinisch assistierte Fortpflanzung (ICSI, IVF, Samen-, Eispende, Leihmutterschaft) gemeinsam mit den genetischen Testmöglichkeiten (familiär, präimplantatorisch, pränatal und postnatal) setzen sich zusammen zu einer Art *reproduktiven Revolution* (vgl. Stacey 1992, Samerski

2002), in welcher ein ehemals dem Schicksal, der Natur anheim gestellter Prozess immer vollständiger in die technische Kontrolle überführt wird. Die Funktionsnorm menschlicher Reproduktion umfasst dabei neben dem Erzeugenkönnen von Kindern auch die Makellosigkeit der Kinder hinsichtlich genetisch feststellbarer Krankheiten. Dabei entsteht im Reproduktionsbereich ein massiv erhöhter und akuter Legitimationsbedarf, weil jede technische Entscheidung verantwortet werden muss, während ein Naturprozess unverfügbar, einfach «von selbst» geschah. Es entsteht dadurch gleichzeitig ein massiv erhöhter Bedarf zur Verarbeitung von Schuld, denn die Entscheidungen sind sehr oft moralisch ambivalent. Und es entsteht – im Nebeneffekt und logisch nicht direkt verbunden – eine neue moralische Situation für Behinderte. Sie können es so empfinden, dass für sie als von der gesellschaftlich gesetzten Funktionsnorm abweichende Verkörperungsformen, wie es eine schwere angeborene Krankheit oder Behinderung wie die DMD zweifellos darstellt, die Notwendigkeit entsteht, die eigene Existenz, das bloße Dasein zu rechtfertigen. Ich selbst betrachte diese Entwicklung mit Sorge und bin hinsichtlich ihres Beitrages zum menschlichen Wohl und Glück im Ganzen unsicher, habe aber trotzdem großes Verständnis für im Einzelfall getroffene Entscheidungen zur Inanspruchnahme des medizinischen Angebots.

Fünftens: In den Zusammenhang der moralischen Ambivalenz gehört auch die Ambiguität der Testergebnisse aus der Perspektive der betroffenen Schwangeren: Rayna Rapp, die über viele Jahre die genetische Beratung empirisch untersuchte, sagt: «… in some sense all positive diagnoses appear ambiguous to pregnant women.» (Rapp 1999, S. 188). Es ist oft nicht möglich, den exakten Verlauf der Krankheit bei diesem speziellen Kind exakt vorauszusagen und die Betroffenen müssen das Resultat irgendwie interpretieren, um eine handhabbare, verarbeitbare Information daraus zu ziehen.

> All such diagnoses are interpreted in light of prior reproductive histories, community values, and aspirations that particular women and their families hold for the pregnancy being examined. (ebd.)

Die genetische Beratung ist vor die hohe und extrem anspruchsvolle Aufgabe gestellt, in diesen Situationen der Ambivalenz Transparenz herzustellen und eine für die Frauen günstige Situation zu erzeugen, in der sie möglichst gute, d.h. in ihrem Lebenskontext für sie selbst verantwortbare Entscheidungen fällen können. Dazu gehört auch, darauf zu achten, dass Frauen sich nicht unrealistischen Hoffnungen auf einen milden Verlauf oder einen späten Beginn der Krankheit hingeben.

5.2 Behinderung und Körperlichkeit

Die Inanspruchnahme pränataler Diagnostik und die Beendigung einer Schwangerschaft nach Diagnose von Muskeldystrophie Duchenne bedeutet nicht, das Leben geborener Menschen mit DMD gering zu schätzen. Es ist nicht dasselbe, nach einer schmerzlichen Entscheidung einen Fötus abzutreiben, oder aber für ein geborenes Kind mit einer Behinderung schlechter zu sorgen oder ihm in irgendeiner Weise die Existenzberechtigung abzusprechen. Das ist, wie mir scheint, aus der Perspektive der schwangeren Frau und ihres Partners evident. Trotzdem kann es aus der Sicht von Behinderten in einer politischen Perspektive so aussehen, als ob die Gesellschaft durch die Einführung der Pränataldiagnostik gleichsam ein Votum gegen ihr moralisches Recht auf Existenz abgebe. Der körperlich schwer behinderte Schriftsteller Jürgen Knop zum Beispiel sieht die Beendigung ungeborenen Lebens wegen diagnostizierter schwerer Behinderung in einem engen Zusammenhang mit Forderungen nach dem «Gnadentod Schwerstbehinderter»: «... wird uns erwachsenen Behinderten nicht angedeutet, dass wir an sich gar nicht da sein dürften?» (Knop 1998) Obschon dieser Vorwurf die einzelne Frau, welche ihre Schwangerschaft im ethischen Konflikt nach einer pränatal diagnostizierten schweren Erkrankung beendet, meines Erachtens zu Unrecht trifft, ist er aber doch nicht so einfach von der Hand zu weisen, wenn er auf das kollektiv eingerichtete *System* einer immer lückenloseren vorgeburtlichen Selektion bezogen wird, also als Kritik der oben angedeuteten «reproduktiven Revolution». Behinderung wird dabei nicht als besondere Lebensvariante, sondern als Defizit definiert. Die kulturell gesetzte Norm ist nicht so sehr die Vielfalt der Verkörperungen, sondern die normale Funktion und die Leistung. Diese Anklage trifft die durch die Standardisierung der vorgeburtlichen Selektion im Rahmen des normalen Angebots der Schwangerenbetreuung zweifellos im Effekt verstärkte Tendenz zum *Mainstreaming der Körperlichkeit*. Die durch diese Tendenz Marginalisierten, deren Körper abseits des Mainstreams situiert ist, sind die, welche die symbolische Wirkung der vorgeburtlichen Selektion am deutlichsten wahrnehmen.

Die Wahrnehmung der Realität und der Möglichkeiten im Leben behinderter Menschen, d.h. das Verständnis dessen, was es heißt behindert zu sein, ist stark belastet von zwei verzerrenden Ideologien: die der Normierung und die des Funktionalismus. Beide haben mit der Art und Weise zu tun, wie wir Grenzen erfahren. Die *Normierungsideologie* besagt, dass Glück, Gesundheit und gutes Leben dadurch definierbar sind, dass die Körperlichkeit innerhalb der Grenzen eines bestimmten Bereichs des «Normalen» bleibt. Grenzen werden verstanden als Limitierung lebenstauglicher Körperkonstitutionen. Sie wirkt gegenüber Behinderten diskriminierend, weil sie ihre tatsächlichen Fähigkeiten und Möglichkeiten falsch wahrnimmt (zum Begriff der genetischen Diskriminierung vgl. Rehmann-Sutter, 2003a). Der *Funktionalismus* besagt, dass Glück, Gesundheit und gutes Leben dadurch definierbar sind, dass eine Reihe von arttypischen Leistungen erbracht werden können. Begrenzungen in der körperlichen oder geistigen Leistungsfähigkeit innerhalb des Bereichs der speziestypischen Funktionalität können nur als Defizite erlebt werden, weil die neuen Möglichkeiten, die besonderen Leistungen, welche die Auseinandersetzung mit Grenzen für Menschen mit funktionellen Einschränkungen mit sich bringen, in diesem Konzept nicht enthalten sind. Deshalb werden sie auch nicht gesehen.

In den *disability studies*, das als sozialwissenschaftliches Forschungsfeld in den letzten Jahrzehnten vor allem im angelsächsischen Raum etabliert wurde (Barnes et al. 1999), unterscheidet man ein individuelles und ein soziales Modell von Behinderung. Das *individuelle Modell* geht von der psychologischen, physiologischen oder anatomischen Abnormalität aus und versteht die gesellschaftlichen Prozesse als Exteriorisierung, Objektivierung und Sozialisierung einer intrinsischen Gegebenheit (WHO 1980). Es versteht Behinderung entsprechend in erster Linie als ein medizinisches Problem und nimmt so vorweg, dass die Lösung auf medizinischem Weg erfolgen müsste. Das *soziale Modell* hingegen akzeptiert zwar die medizinische Definition einer funktionalen Beeinträchtigung des Körpers (impairment), stellt jedoch das Konzept der Behinderung auf den Kopf. Behinderung wird verstanden als Nachteil oder als Einschränkung der Aktivitäten, hervorgerufen von einer derzeitigen sozialen Organisationsform, die keine oder zu wenig Rücksicht auf Menschen mit körperlichen Beeinträchtigungen nimmt und sie so von der Beteiligung an sozialen Aktivitäten ausschließt (UPIAS 1976). Während die Beeinträchtigung (impairment) als individuelle Eigenschaft angesehen werden kann, ist die Behinderung ein durch und durch gesellschaftliches Phänomen, das mit Stigmatisierung, mit sozialen Verhaltenserwartungen, mit den baulichen Einrichtungen der Lebenswelt (z. B. Rollstuhlgängigkeit), mit der Verfügbarkeit von Hilfspersonen etc. zu tun hat, allgemein also durch die Kontexte hervorgerufen wird, in denen individuelle Impairments sozialisiert werden. Dies trägt den Erfahrungen Behinderter Rechnung, die Jürgen Knop präzise, aber vielleicht für DMD nicht direkt übertragbar, so zum Ausdruck bringt:

> Ich finde mein Leben nicht grausam. Für mich ist ja dieser körperliche Zustand normal. Was mir das Leben schwer macht, ist nicht so sehr meine

> Behinderung, sondern die Barrieren, die Nichtbehinderte, meistens gedankenlos, uns immer wieder in den Weg stellen. (Knop 1998, S. 92)

Die ethische Verantwortung der Mitmenschen einer oder einem Behinderten gegenüber lässt sich vielleicht allgemein so benennen: Es geht darum, die ökonomischen, sozialen und kulturellen Lebensverhältnisse so anzupassen, dass die medizinisch diagnostizierbare Beeinträchtigung der körperlichen Funktions- und Leistungsfähigkeit für die Betroffenen zu möglichst wenig Erschwerungen führt. Dies gilt auch für DMD. Darin sind medizinische Maßnahmen, Therapien und technische Hilfestellungen selbstverständlich eingeschlossen. Es wird aber nicht unterstellt, dass die Lösung auf medizinischem Weg alleine erfolgen müsste. Dann kommt auch in den Blick, was Jürgen Knop zu den «Barrieren» erklärend schreibt:

> Hiermit meine ich nicht so sehr die baulichen Hindernisse auf Straßen oder in öffentlichen Gebäuden, sondern die Barrieren des Nicht-Verstehen-Wollens. Dieses Abschieben möglichst in Heime, um selbst nicht an Krankheit, Hinfälligkeit oder den Tod erinnert zu werden. (ebd.)

Menschen, die selbst behindert sind, oder Menschen, die mit Behinderten enger zu tun haben, wissen, dass es nicht dieses Negative ist, woran die Beziehung mit Behinderten erinnert, sondern in eminenter Weise Positives, nämlich die Kunst, mit Grenzen umzugehen, die Freude, etwas trotzdem tun zu können, die Sorgfalt in der Wahrnehmung individueller Bedürfnisse, der Mut, zu Bedürfnissen zu stehen usw.

In diesem Abschnitt konnte ich die ethischen Fragen nicht ansprechen, die bei den vielen Entscheidungen über die immer intensiveren therapeutischen und unterstützenden Maßnahmen auftreten. Ich darf auf das Kapitel von Guegel in diesem Band (Kap. 8) verweisen, das zu Recht betont, dass der Patient in diese Entscheidungen so stark wie möglich einbezogen werden sollte, auch wenn er nur eingeschränkt aktionsfähig ist. Es geht nicht nur um die medizinische Optimierung, sondern in erster Linie um Respekt und Anerkennung, um die Nähe, die das Verstehen-Wollen schafft.

Ebenfalls nicht eingehen konnte ich auf die Fragen, die im Alltag, im Beziehungsleben, in den Familien, an der Arbeit von DMD-Betroffenen genauso entstehen, wie bei Nichtbehinderten. Mein Kapitel soll ja auf die medizinisch-ethischen Aspekte beschränkt bleiben. Wichtig ist mir darauf hinzuweisen, dass das Bild, welches Nichtbehinderte von den Lebenssituationen schwer Behinderter haben, oft von Vorurteilen geprägt ist und daher für die Nichtbehinderten das Zusammenleben mit Behinderten nicht nur eine Aufgabe, sondern eine besondere Chance darstellt.

5.3 Die Frage der Keimbahn-Gentherapie

Ein besonders hartnäckiges Vorurteil (unter vielen) ist der genetische Reduktionismus. Damit meine ich hier das Vorurteil zu wissen, welche Art von Menschen DMD-Betroffene seien, das heißt zu wissen, wie sie wahrscheinlich denken, fühlen, leiden müssen, nur weil man von ihnen eine genetische Information kennt. Damit sind wir beim Thema Gentherapie angelangt.

Gentherapie muss aber nicht auf diesem genetischen Reduktionismus aufbauen, sondern könnte eine durchaus akzeptable, vielleicht sogar sehr attraktive Therapieform darstellen. Aber die Wissenschaft steckt hier noch in den Kinderschuhen. Sie kann noch keine großen Erfolge vorweisen. Dennoch lohnt sich eine Diskussion einiger grundsätzlicher ethischer Aspekte schon jetzt, wo wir von Gentherapie nur hypothetisch sprechen können.

Zunächst müssen zwei verschiedene gentherapeutische Strategien unterschieden werden. Gentherapie kann grundsätzlich an den Zellen des Körpers ansetzen. Ihre Wirkungen sind in diesem Fall für Nachkommen nicht erblich und erstrecken sich nur auf den Körper des behandelten Patienten. Wir sprechen von somatischer Gentherapie. Sie weist neben den Fragen der Risiken und Nebenwirkungen keine neuartigen ethischen Probleme auf. Die Keimbahn-Gentherapie zielt hingegen auf die Veränderung des Erbgutes der Keimzellen, ist erblich und betrifft den ganzen Menschen samt den Nachkommen.

Trotz einer auch in der bioethischen Literatur vorherrschenden Ablehnung der Keimbahntherapie sind in jüngerer Zeit Thesen erhoben worden, dass eine Tabuisierung der Keimbahn, bei gleichzeitig fehlender Leistungsfähigkeit somatischer Gentherapien, ethisch nicht begründbar sei. Gregory Stock nennt die DMD sogar (zusammen mit der Cystischen Fibrose und Chorea Huntington) als besonders offensichtlicher und ethisch relativ unkontroverses Ziel einer «germinal intervention» (Stock 2002, S. 155). Von anderen wird sogar die These erhoben, es verletze das Prinzip der Chancengleichheit, wenn man zulässt, dass Kinder mit DMD zur Welt kommen, obwohl die Möglichkeit bestünde, dies zu verhindern; deshalb sei eine Keimbahngentherapie aus Gerechtigkeitsgründen nicht nur zu erlauben, sondern sie zu entwickeln eine Pflicht (Buchanan et al. 2000, S. 302).

Rein medizinisch gesehen ist es verständlich, bei einem den gesamten Körper betreffenden Krankheitsbild wie der DMD die Option Keimbahnintervention zu erwägen. Denn es steht einerseits die genetische Verursachung fest, und andererseits ist eine somatische Gentherapie deshalb wenig aussichtsreich, weil diese im besten Fall nur einzelne Organe kurieren könnte.

Man müsste ja jeden Muskel therapieren, was zwar nicht unmöglich, aber mühselig ist. Auf der anderen Seite ist aber die ethische Argumentation, die zur Forderung nach Keimbahninterventionen führt, an mehreren Stellen brüchig. Ich möchte auf fünf Schwachstellen hinweisen:

1. Das von Buchanan, Brock, Daniels und Wikler verwendete *Normal Function Model* unterstellt einen engen Zusammenhang zwischen Chancen und genetisch bedingten Krankheiten. Zweifellos ist dies innerhalb einer als gegeben angenommenen *mainstream economy* richtig. Wenn wir die Chancen danach beurteilen, ob man Karriere machen kann, im Sport und in der Liebe erfolgreich sein kann, wird man zugeben müssen, dass eine Konstitution als DMD Betroffene(r) bezüglich der «Chancengleichheit» Nachteile mit sich bringt. Aber sind diese Kriterien angemessen? Viele Behinderte selbst, auch viele ihrer Angehörigen und der Betreuenden würden dies verneinen. Eine Behinderung kann zwar gemessen an den Mainstream-Kriterien in der Tat nachteilig sein; sie eröffnet aber gleichzeitig auch neue Lebensmöglichkeiten, neue Chancen vielleicht nur im ganz Kleinen. Und diese wurden nicht berücksichtigt. Deshalb ist das hier benützte Argument selbst unfair.
2. Von einer Keimbahn-Intervention haben lebende Patienten mit DMD nichts. Es ist keine Therapie an leidenden Mitmenschen, sondern die Behandlung von potentiellen Menschen. Die Therapie müsste im Embryonalstadium oder präkonzeptionell auf der Ebene der Keimzellen erfolgen; damit müsste sie geplant und eingeleitet werden, *bevor* der Patient oder die Patientin überhaupt existiert.
3. Es gibt eine ungefährlichere Alternative: die Präimplantationsdiagnostik. Sie ist gewiss nicht ohne ethische Probleme, denen aber mit Einschränkungen des Gebrauchs begegnet werden könnte. *Wenn* die Gesetze geändert werden sollten, um der medizinischen Genetik mehr Möglichkeiten einzuräumen, so könnte mit gleichem Ziel auch die Präimplantationsdiagnostik zugelassen werden.
4. Wenn Risiken bei der Zulassung einer Keimbahn-Intervention nicht ausgeschlossen werden können (dies ist der Normalfall bei medizinischen Innovationen), so wären als Versuchspersonen die Kinder betroffen, die zur Teilnahme am Versuch nicht haben gefragt werden können. Es würde sich um eine zwangsweise Rekrutierung unfreiwilliger Versuchspersonen handeln.
5. Auch das Gleichheitsargument ist schwach. Wenn man es wirklich ernst nimmt, wirkt es sich genau umgekehrt aus: Nur wenn man sich entschließt, die Keimbahn unangetastet zu lassen, kann wahre politische

> Gleichheit der genetisch Ungleichen überhaupt garantiert werden. Wenn die einen ungleich (oder gleich) sind wegen menschlicher Intervention, und die anderen wegen ihrer naturwüchsigen zufälligen Genmischung, wird eine gleiche Berücksichtigung als Subjekte der Menschenwürde gerade gefährdet.

Deshalb denke ich, dass es weise ist, auf die Option Keimbahn-Gentherapie bewusst zu verzichten. Ich argumentiere dabei auch mit dem Argument der Gerechtigkeit als Chancengleichheit, aber nicht im Sinn der Mainstream-Karrieren in der gegenwärtigen Leistungsgesellschaft, sondern im Sinn der viel fundamentaleren Berücksichtigung als gleiche Subjekte der Menschenwürde trotz genetischer Ungleichheit: Die Unverfügtheit der genetischen Konstitution ist die Voraussetzung für die ungefragte Gleichheit der Anerkennung als Subjekte der Menschenwürde (vgl. auch die Beiträge in Rehmann-Sutter/Müller 2003b).

5.4 Entscheidungen am Ende des Lebens

Das Ziel der Medizin ist nicht die Erhaltung des Lebens um jeden Preis. Denn das Sterben gehört noch zum Leben dazu; und ein würdiges Sterben kann durch ein Übermaß technischer Interventionen – seien das Operationen, Medikamente oder intensivmedizinische Maßnahmen – nicht nur aufgeschoben, sondern auch gestört oder erschwert werden. Es gibt ein Zuviel der Medizin, wie es auch ein Zuwenig der Medizin gibt.

Dies wurde im einflussreichen Projekt einer internationalen Arbeitsgruppe über die Ziele der Medizin des Hastings Center 1996 so festgehalten:

> Die medizinische Behandlung sollte in einer Art und Weise bereitgestellt werden, welche die Möglichkeit eines friedvollen Todes verbessert und nicht bedroht. Die gegenwärtige Medizin hat den Tod unglücklicherweise viel zu oft als größten Feind behandelt. (Allert et al. 2002, S. 357)

Wenn das Ziel der Medizin die Vermeidung des Todes in Absehung von allem anderen wäre, müsste sie bereit sein, die Lebensqualität der Behandelten zugunsten von gewonnener Lebenszeit aufzuopfern. Dies wäre aus der Sicht der Patienten aber unvernünftig. Die menschenwürdige Versorgung der Sterbenden ist *Teil* der Medizin, nicht die Kapitulation der Medizin. Medizinische Entscheidungen über Behandlungen und Behandlungsverzicht müssen deshalb so getroffen werden, dass sie das Sterben in friedvoller Weise möglich machen. Was friedvoll ist, kann freilich nicht im allgemeinen formuliert, sondern nur mit Einbezug der subjektiven Erlebnisperspektive des Behandelten eruiert werden. Die Mitsprache des Patienten oder seiner Angehörigen bei den Entscheidungen ist daher zur Gestaltung einer guten medizinischen Praxis am Lebensende unverzichtbar. Es würde heutigem Verständnis des medizinischen Ethos widersprechen, wenn man lebensverlängernde Maßnahmen gegen den Willen des Patienten zwangsweise durchführen würde. Die Medizin hat, wenn sie das Wohl des Patienten ins Zentrum stellt, eine ethische Pflicht, den freien Willen des Patienten zu respektieren, auch wenn dieser sich gegen eine Maßnahme ausspricht, die aus ärztlicher Sicht vielleicht noch sinnvoll gewesen wäre. Dieselbe Pflicht haben auch die Angehörigen.

In der konkreten Situation ist es allerdings oft schwierig zu wissen, ob eine Entscheidung aus freiem Willen erfolgte oder aus einer deprimierten Stimmung oder temporär depressiven Verfassung, aus dem Bedürfnis, anderen nicht zur Last zu fallen etc. heraus. Wünsche nach Behandlungsabbruch oder Behandlungsverzicht müssen sehr ernst genommen werden; das heißt aber nicht, sie blind zum *face value* zu nehmen und mechanisch zu befolgen. Die behandelnden Ärztinnen und Ärzte sollen auch den Anspruch erheben zu verstehen, weshalb sie so handeln sollen, weshalb sie den Tod nicht mehr aufhalten sollen. Die Situation stellt sich noch anders dar, wenn es sich bei den Patienten um Kinder handelt. In diesen Fällen müssten sorgfältige, aufmerksame Gespräche geführt werden, um dem Betroffenen und seinen Angehörigen, auch den Ärztinnen und Ärzten, die Gelegenheit zu geben, sich über die Situation und über die relevanten Aspekte möglichst umfassend klar zu werden.

Die Achtsamkeit für die Besonderheit des einzelnen Lebens – und auch für die *Einmaligkeit jedes einzelnen Todes* – scheint mir für die Entscheidungsfindung besonders wichtig. Es gibt zwar allgemeine Regeln in der palliativen Medizin, aus der Erfahrung optimiert, die herauszufinden helfen, was man in einer bestimmten Situation zugunsten des Patienten tun kann, um seinen Weg zu erleichtern, Atemnot zu lindern, Schmerzen zu verringern, Einsamkeit zu vermeiden etc. Aber die Wahl, der Zeitpunkt und die Ausgestaltung der einzelnen Maßnahme erfordert ein Sich-Einlassen auf einen gemeinsamen Lebensweg mit dem Patienten. Die pflegenden und betreuenden Personen werden zu Beziehungspartnern, die mit dem Patienten einen einmaligen Weg gemeinsam gehen. Genauso wie jeder Mensch als einmaliges, besonderes, teures Wesen seinen eigenen Lebensweg hat, auch wenn er in manchem verwandt ist mit demjenigen anderer, ähnlich Betroffener, hat auch jeder Mensch seinen eigenen Sterbensweg und seinen eigenen

Tod. Dieselbe Besonderheit im Sterben zuzulassen, sie zu unterstützen, ist die Herausforderung der palliativen Medizin.

DMD-Patienten ereilt der Tod früh, gemessen an der durchschnittlichen Lebenserwartung. In einer Welt, die auf einen standardisierten Lebensabschnitts-Zeitplan hinorganisiert ist – Schulzeit, Ausbildung, Beruf, Familie, Pensionierung – und die ihre Erfolgskriterien im Rhythmus dieser Abschnitte vergibt, ist der frühe Tod, der andere zeitliche Horizont, nicht einfach zu akzeptieren. Aber es ist wichtig zu sehen, dass diese Standard-Lebensplanung ein historisches Produkt ist, eine menschliche Konstruktion, keine Naturgegebenheit. Wenn wir dieses durchschauen, hilft es uns vielleicht, eine Lebensgeschichte, die in dieses Schema nicht hineinpasst, nicht als unvollständig, sondern auch als andere Form der Erfüllung anzusehen. Der Sinn des Lebens ergibt sich letztlich nicht daraus, dass wir gewisse von außen gesetzte Erwartungen an den Erfolg erfüllen, sondern daraus, ob es uns gelingt, die Gegenwart authentisch zu leben. Menschen, die wegen DMD mit einer aus dem Durchschnittsschema herausfallenden Grenze der Lebensspanne konfrontiert sind, sind anderen, die sich mit Grenzen weniger auseinander setzen, darin manchmal weit voraus. Kinder mit DMD können extrem schnell und viel lernen; oft überholen sie ihre Eltern sogar, machen alle Stadien vor ihnen durch. Die Schwester eines DMD-Betroffenen schreibt in einem Erfahrungsbericht:

> [Körperlich schwer Behinderte] wirken in ihrer Jugendlichkeit reifer und erfahrener als wir Gesunden. Eine Reife, welche nicht auf intellektuelle Bildung, sondern auf intensivere Lebenserfahrung zurückzuführen ist. (Müller 2000, S. 19)

An Grenzen können wir lernen. Nicht nur, indem wir sie akzeptieren, sondern auch, indem wir gegen sie ankämpfen, sie zu übersteigen versuchen. Von Menschen, die sich mit Grenzen auseinander setzen, können wir etwas von dieser Kunst lernen. Ein Hindernis dafür ist die Versuchung, Grenzen zu negieren, sie zu verdrängen oder sie zu eliminieren. Grenzen sind deshalb als solches äußerst kostbar. Es ist die Endlichkeit unseres Daseins, die es uns ermöglicht, die Freiheit in der intensivierten Gegenwart zu finden.

Literatur

d'Agincourt-Canning L. (2001). Experiences of genetic risk: disclosure and the gendering of responsibility. *Bioethics* 15: 231–247.

Allert G. et al. (2002): *Ziele der Medizin*. Stuttgart/New York: Schattauer 2002, S.22–81. Zit. nach dem Abdruck in Stauffacher W., Bircher J. (Hrsg.): *Zukunft Medizin Schweiz*. Basel: EMH, S.324–389.

Arz de Falco A. (1996). *Töten als Anmassung – Lebenlassen als Zumutung. Die kontroverse Diskussion um Ziele und Konsequenzen der Pränataldiagnostik*. Freiburg: Universitätsverlag.

Barnes C., Mercer G., Shakespeare T. (1999). *Exploring Disability. A Sociological Introduction*. Oxford: Polity Press.

Beck-Gernsheim E. (1995). Genetische Beratung im Spannungsfeld zwischen Klientenwünschen und gesellschaftlichen Erwartungsdruck. In: dies. (Hrsg.): *Welche Gesundheit wollen wir?* Frankfurt a.M.: Suhrkamp, S. 111–138.

Buchanan A., Brock D. W., Daniels N., Wikler D. (2000). *From Chance to Choice. Genetics and Justice*. Cambridge: Cambridge Univ. Press.

Haker H. (2002). Narrative Bioethik. In: Holderegger A. et al. (Hrsg.): *Theologie und biomedizinische Ethik*. Freiburg i.Ue./Freiburg i.Br.: Universitätsverlag/Herder, S. 227–240

Hearnshaw H. (1996) A mother's account. In: Marteau Th., Richards M. (eds.): *The Troubled Helix. Social and Psychological Implications of the New Human Genetics*. Cambridge: Cambridge Univ. Press, pp. 43–47.

Knop J. (1998). Die Starken übernehmen, was die Schwachen nicht leisten können. In: Swientek Ch. (Hrsg.): *Was bringt die pränatale Diagnostik? Informationen und Erfahrungen*. Freiburg: Herder. S. 92–100.

Knop J. (1998). Ob man krankes Leben töten darf? – Gedanken zur pränatalen Diagnostik. In: Swientek Ch. (Hrsg.): *Was bringt die pränatale Diagnostik? Informationen und Erfahrungen*. Freiburg: Herder. S. 101–103.

Kollek R. (2000). *Präimplantationsdiagnostik*. Tübingen: Francke.

Leach Scully J, Rehmann-Sutter Ch. (2001). When norms normalize. the case of genetic «enhancement». *Human Gene Therapy* 12: 87–95.

Leuenberger S. (2001). Wir kommen überall hin. Man muss uns nur mitnehmen! *SGBK-Info* Nr. 53/Nov., S. 35–39.

Müller M. (2000). *So anders doch nicht. Die Pubertät eines Körperbehinderten*. Semesterarbeit im Wirtschaftsgymnasium. Manuskript.

Müller M., Brühlmann-Jecklin E. (2001): *Ich lebe sehr gerne. Skizzen eines jungen schwerbehinderten Mannes*. Zürich: Anja Verlag.

Nationale Ethikkommission (2002). Stellungnahme zur Fristenregelung. *Schweizerische Ärztezeitung* 83: 1049–1053 (oder abrufbar unter www.nek-cne.ch)

Rapp R. (1999): *Testing Women, Testing the Fetus. The Social Impact of Amniocentesis in America*. New York/London: Routledge, S. 29–32.

Rehmann-Sutter Ch. (2001). Human Cloning? Teil I: Der ethische Status von Nukleustransferembryonen. Anmerkungen zum «therapeutischen Klonen». *Schweizerische Ärztezeitung* 82: 983–986.

Rehmann-Sutter Ch. (2003a). Die Ungerechtigkeit genetischer Diskriminierung. In: Mäder U., Saner H. (Hrsg.): Realismus der Utopie. Zürich: Rotpunkt, S. 247–265.

Rehmann-Sutter Ch., Müller H. (Hrsg.) (2003b): *Ethik und Gentherapie*. 2. Aufl., Tübingen/Basel: Francke.

Richards M.: Families, kinship and genetics (1996). In: Marteau Th., Richards M. (eds.): *The Troubled Helix. Social and Psychological Implications of the New Human Genetics*. Cambridge: Cambridge Univ. Press, pp. 249–273.

Samerski S. (2002). *Die verrechnete Hoffnung. Vor der selbstbestimmten Entscheidung durch genetische Beratung*. Münster: Westphälisches Dampfboot.

Sitter-Liver B. (2002). Endlichkeit der Existenz. In: Holderegger A. et al. (Hrsg.): *Theologie und biomedizinische Ethik*. Freiburg i.Ue./Freiburg i.Br.: Universitätsverlag und Herder, S. 208–226.

Spaemann R. (1998). *Personen*. Stuttgart: Klett-Cotta, 2. Aufl.

Stacey M. (ed.) (1992). *Changing Human Reproduction. Social Science Perspectives*. London: Sage.

Stock G. (2002). *Redesigning Humans. Our inevitable Genetic Future.* Boston/New York: Houghton Mifflin.
Swientek Ch. (1998). *Was bringt die pränatale Diagnostik? Informationen und Erfahrungen.* Freiburg: Herder.
UPIAS (1976). *Fundamental Principles of Disability.* London: Union of the Physically Impaired Against Segregation.
Verlinsky Y. et al. (2002). Preimplantation diagnosis for early-onset Alzheimer disease caused by mutation. *JAMA* 287: 1018–1021.
WHO (1980). *International Classification of Impairments, Disabilities and Handicaps.* Geneva: World Health Organization.

Für wertvolle Informationen und Gespräche, ohne die mir die Konzeption dieses Artikels nicht möglich gewesen wäre, danke ich: Denis Bron, Stefan Heer, Hansjakob Müller, Eva Neumann-Held, Jackie Leach Scully, Margrit Staub.

6 Symptomatische Therapie

Yuka Ishikawa

Obwohl die Muskeldystrophie Duchenne nicht heilbar ist, lassen sich derzeit durch geeignetes Management Funktion und Fortbewegungsfähigkeit optimieren und länger erhalten, körperliche Deformitäten verhindern, die Unabhängigkeit und Bewegungsfähigkeit erhalten und die soziale Integration maximieren. Verbesserungen der Prognose und Verlängerungen der Überlebenszeit sind ebenfalls ohne häufige lebensbedrohliche Ereignisse oder den Bedarf einer Klinikeinweisung zu erreichen. In diesem Kapitel werden Beurteilung und Management der Atemwege, des Herzens, des Gastrointestinaltrakts, der Nieren, des zentralen Nervensystems und des Hautstatus beschrieben, wodurch bessere Strategien zur Verbesserung der Lebensqualität der Patienten und deren Familien ermöglicht werden (**Tab. 6-1**).

6.1 Respiratorische Insuffizienz

Bei DMD kann sowohl eine akute als auch eine chronische respiratorische Insuffizienz auftreten. Eine akute respiratorische Insuffizienz kann entstehen durch Obstruktion der Atemwege durch Bronchialschleim und/oder akute Exazerbation einer Hypoventilation, insbesondere bei Infektionen der Atemwege, Pneumonien und Atelektasen, Aspiration von Nahrungsmitteln, akuter Magendilatation und nach thorakalen oder abdominellen operativen Eingriffen. Eine chronische respiratorische Insuffizienz ist eine schrittweise progrediente und restriktive respiratorische Insuffizienz, die mit einer abnehmenden Vitalkapazität hauptsächlich bei Schwäche der Atemmuskulatur einhergeht.

Symptome der chronischen alveolären Hypoventilation (CAH)

Da sich die Patienten im Rollstuhl nicht stark körperlich betätigen, ist eine leichtgradige respiratorische Insuffizienz häufig schwierig zu erkennen.

Tabelle 6-1: Behandlung bei DMD-Patienten.

Allgemeine Überlegungen (lebenslang) 1. frühzeitige Diagnosestellung und genetische Beratung 2. Ernährungstherapie 3. Management gastrointestinaler Komplikationen 4. Überwachung und Prävention kardialer Komplikationen
Stadium der Gehfähigkeit (normalerweise ab Diagnosestellung im Alter von wenigen Jahren bis etwa 12 Jahre) 1. Frühzeitige und umfassende Beratung und psychologische Hilfestellung für die Familie 2. Frühzeitige Maßnahmen zur Prävention von Kontrakturen von Muskeln, Gelenken und Thoraxwand
Stadium des Rollstuhlgebrauchs (normalerweise etwa ab dem Alter von 8 Jahren) 1. Ermöglichung der Unabhängigkeit bei den Aktivitäten des täglichen Lebens (ADL) 2. Frühzeitige Prävention oder Korrektur spinaler Deformitäten
Stadium der Verlängerung eines Lebens mit Lebensqualität (normalerweise etwa ab dem Alter von 13 Jahren) 1. Schulung im Gebrauch einer Unterstützung für die Atemmuskulatur 2. Management von Schluckstörungen 3. Erleichterung der Unabhängigkeit bei den ADLs und emotionales Wohlbefinden

Zunächst ist eine respiratorische Insuffizienz im Schlaf auffallend, anschließend entwickeln sich während des Tages folgende Symptome der chronischen alveolären Hypoventilation (CAH[1]): Müdigkeit, Schlafstörungen, Kurzatmigkeit, morgendliche oder kontinuierliche Kopfschmerzen, Benommenheit im Verlauf des Tages und häufiges Einschlafen, Erwachen aus dem Schlaf mit Kurzatmigkeit oder Herzrasen, Konzentrationsschwierigkeiten, häufige Alpträume, Alpträume über Atemschwierigkeiten, Symptomatik einer Herzinsuffizienz aufgrund von respiratorischen Störungen (Tachykardie, Palpitationen, Blässe, Schwitzen), Schwellung der unteren Extremitäten, Reizbarkeit, Angst, häufiges Aufwachen aus dem Schlaf aufgrund von Harndrang, gestörte intellektuelle Funktion, Abfallen der Schulnoten, Depression, verringertes sexuelles Verlangen (Libido), übermäßige Gewichtsabnahme, Appetitverlust, Muskelschmerzen, Gedächtnisstörungen, mangelnde Kontrolle von Sekreten der oberen Atemwege und Adipositas (Bach 1999). Häufige Bronchitiden und Pneumonien können mit einer CAH einhergehen.

1 vgl. Abkürzungsverzeichnis am Schluss dieses Kapitels, S. 110

Untersuchung des Patienten

Die Patienten müssen regelmäßig untersucht werden. Eine Untersuchung auf inspiratorische und exspiratorische Muskelschwäche ist von Bedeutung (**Tab. 6-2**, S. 84). Sie sollte bei den meisten Patienten zumindest alle 6 bis 12 Monate erfolgen und alle drei Monate, wenn eine Schwäche rasch progredient zu sein scheint. Neben Symptomen einer CAH, Episoden mit respiratorischen Störungen und der Atemfrequenz werden folgende Parameter überwacht: Vitalkapazität (VK), maximale Insufflationskapazität (MIC), maximale glossopharyngeale Atemzugkapazität, Spitzenhustenstöße (PCF), assistierte Spitzenhustenstöße, endtidale CO_2-Konzentration (oder transkutane CO_2-Messung) und Oximetrie (Kang & Bach 2000). Bei diesen Lungenfunktionsuntersuchungen ist die Mitarbeit des Patienten erforderlich, sie sind ab dem Patientenalter von fünf bis sechs Jahren möglich.

Vitalkapazität (VK) und maximale Insufflationskapazität (MIC). Ein von Hand gehaltenes Spirometer wird zur Messung der Vitalkapazität (VK) und maximalen Insufflationskapazität (MIC) verwendet (**Abb. 6-1**; Kang & Bach 2000a, b). Die VK sollte im Sitzen und Stehen gemessen werden und bei Patienten, die ein Korsett verwenden, mit und ohne Korsett.

Die Einatmung kann über ein Mundstück, Nasenstück oder Mund-Nasen-Stück erfolgen und wird über einen manuellen Beatmungsbeutel (**Abb. 6-2**), ein tragbares Beatmungsgerät oder Wechseldruckbeatmung (Bach 1999) ermöglicht. Außerdem kann glossopharyngeale Atmung (GPB) häufig dazu

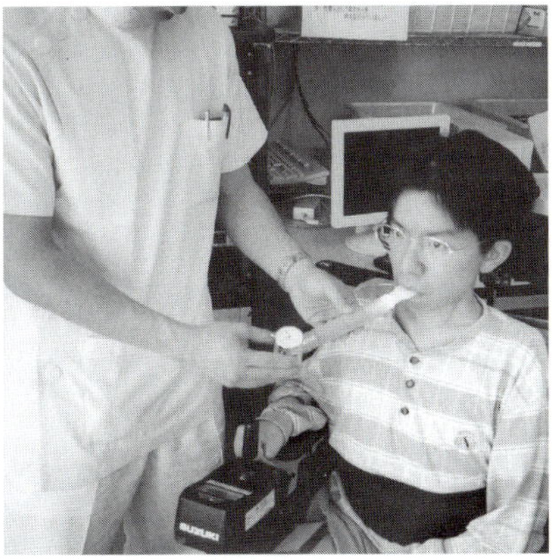

Abbildung 6-1: Ein einfaches, von Hand gehaltenes Spirometer wird zur Messung der Vitalkapazität (VK) und maximalen Insufflationskapazität (MIC) verwendet.

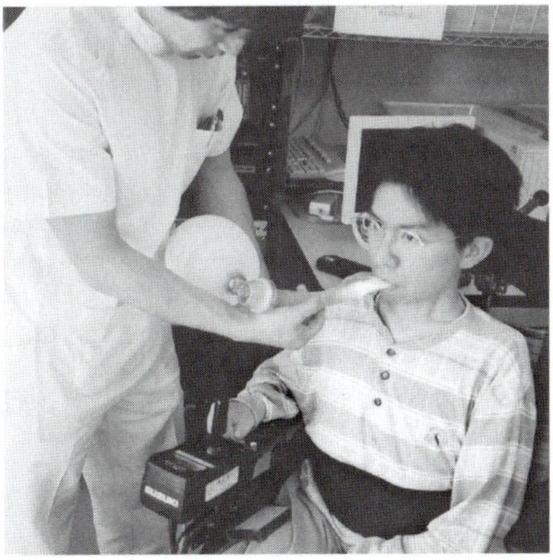

Abbildung 6-2: Eine Beatmung bis zur maximalen Insufflationskapazität kann über ein Mundstück erfolgen und wird mit Beutelbeatmung erreicht.

Tabelle 6-2: Für kardiopulmonale Beurteilung und Management bei DMD gemessene Parameter (normalerweise jährlich).

Lungenfunktion	
Vitalkapazität (% VK)	
Maximale Insufflationskapazität (MIC)	
Spitzenhustenstoß (PCF)	
– ohne Unterstützung	
– mit Unterstützung durch thorakalen oder abdominellen Druck	
– mit Unterstützung durch MIC	
– mit Unterstützung durch MIC und thorakalen oder abdominellen Druck	
Kapnographoximeter im Wachzustand	
SpO_2 und Puls	
$EtCO_2$ oder $TcCO_2$ und Atemfrequenz	
Atemmonitor im Schlaf	
SpO_2	Modus am niedrigsten; zu geringe Sättigung (SpO_2 unter 90 %)
Puls	Modus am höchsten
$EtCO_2$ oder $TcCO_2$	Modus am höchsten
Atemfrequenz	Modus am höchsten
Respiratorisches Management	
Nichtinvasive Beatmung (NIV); Art des Beatmungsgeräts und des Konnektors	
Einstellung des Beatmungsgeräts	
Beatmungszeit	
Manuelles und mechanisch unterstütztes Husten (MAC)	
Röntgenbild des Thorax	
Kardiothorakales Verhältnis (CTR), Stauung und Thoraxdeformitäten	
Spinale Deformität	
Cobb-Winkel	
Neurohormone	
Brain natriuretic Peptid (BNP)	
Atriales natriuretisches Peptid (ANP)	
Plasma-Norepinephrin (PNE)	
Echokardiografie	
Linksventrikuläre Ejektionsfraktion (LVEF) oder prozentuale Querschnittsverkürzung (FS)	
Linksventrikulärer diastolischer Durchmesser (LVDd)	
Durchmesser des linken Vorhofs/der Aorta (LA/AO)	
EKG	
Pathologische Veränderungen	
Langzeit-EKG	
Herzfrequenz	Minimum – Durchschnitt – Maximum
	Ventrikuläre Extrasystole (PVC)
	Andere Arrhythmien
Kardioprotektion	
ACE-Hemmer; Bezeichnung und Dosis	
Digitalis; Dosis	
Diuretika; Bezeichnung und Dosis	
Nierenfunktion	
Beta-2-Mikroglobulin oder Cystatin-C, Kreatinin	

verwendet werden, unabhängig maximale Insufflationen zu erreichen (Bach 1999). Um die MIC zu erhalten, werden die Patienten zunächst angewiesen, tief einzuatmen und den Atem anzuhalten. Dann fügt der Patient zu der bereits in der Lunge vorhandenen Luft eingeatmete Luft hinzu und hält diese mit geschlossenen Stimmbändern an. Dann wird weitere Luft hinzugefügt und ohne Austreten von Luft angehalten. Der Vorgang wird wiederholt, wodurch sich in der Lunge Luft ansammelt, bis keinerlei mehr hinzugefügt werden kann und Lungen und Thoraxwand vollständig ausgedehnt sind. Dies wird als Luftspeicherung bezeichnet. Diese maximal gespeicherte Luftmenge kann durch Ausatmen der gesamten Luft durch ein Spirometer gemessen werden (Abb. 6-1). Somit ist die MIC das maximale Luftvolumen, das mechanisch in die Lungen des Patienten eingefüllt werden kann und in den Lungen mit geschlossenen Stimmbändern (Glottis) gehalten werden kann (Kang & Bach 2000a, b). Ebenso wie die Erhaltung des Bewegungsumfangs der Extremitäten ist die MIC bedeutsam für den Erhalt der Compliance von Lungen und Thoraxwand. Hierdurch lassen sich Mikroatelektasen, Fibrosierungen und Thoraxdeformitäten verhindern. Die Spirometrie wird verwendet, um den Erfolg des Patienten bei der Verwendung der Luftspeicherung zu überwachen, die MIC soll an der oder nahe der vorhergesagten VK liegen (Bach 1999).

Die glossopharyngeale Atmung (GPB) umfasst die Verwendung des Kehlkopfes (Glottis) zum Einatmen (Verschlucken) von Luftboli in die Lungen (Bach 1999). Zunächst wird ein Luftbolus verschluckt und gehalten, dann wird ein weiterer zum ersten hinzugefügt und so weiter. Die Glottis wird bei jedem Verschlucken geschlossen. Der Vorgang, der im Wesentlichen aus der Speicherung separat geschluckter Luft besteht, wird so lange fortgeführt, bis genug Luft für einen normalen Atemzug in den Lungen ist. Jeder glossopharyngeale Atemzug besteht aus sechs bis neun Schlücken von je 60 bis 200 ml. Die maximale glossopharyngeale Atemzugkapazität (= die maximale Luftmenge, die mit GPB gespeichert werden kann) wird ebenfalls gemessen. Es sind normalerweise 15 bis 20 Schlücke erforderlich, um die maximale glossopharyngeale Atemzugkapazität zu erreichen. Diese Kapazität ist potenziell dem MIC äquivalent (Bach 1999).

Spitzenhustenstoß (PCF). Der PCF wird mit einem Peakflowmeter oder jedem digitalen Spirometer gemessen, mit dem der exspiratorische Flow gemessen werden kann (**Abb. 6-3**; Bach 1999). Zunächst wird der nicht assistierte PCF gemessen. Dann werden assistierte PCFs gemessen, hierbei wird beim Husten des Patienten Druck auf den Thorax oder das Abdomen ausgeübt (**Abb. 6-4**). Liegt die VK unterhalb von 1500 ml, wird der Patient

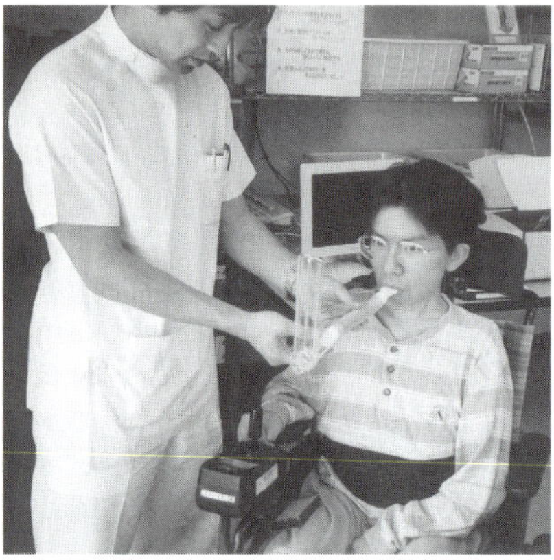

Abbildung 6-3: Der Spitzenhustenstoß (PCF) wird mit einem Peak-Flow-Meter gemessen.

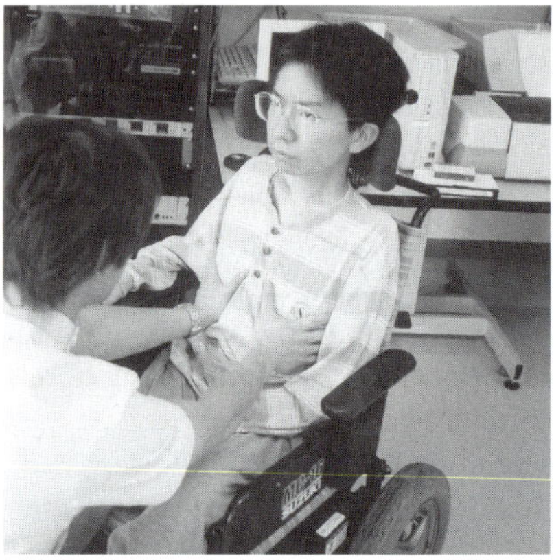

Abbildung 6-4: Thorakaler oder abdomineller Druck erfolgt beim Husten des Patienten.

zunächst bis zur MIC insuffliert und hustet dann mit oder ohne thorakalen/abdominellen Druck (Bach 1999). Der assistierte PCF ist häufig zwei bis fünfmal höher als der nicht assistierte PCF. Ist der Patient zu schwach, ein Mundstück zu halten und dadurch zu husten, wird ein oral-nasaler Konnektor verwendet.

Sauerstoffsättigung mit Pulsoximeter (SpO_2). Mit einem Pulsoximeter wird die Sauerstoffsättigung des Blutes gemessen. Eine Messelektrode wird an einem Finger, Zeh oder Ohrläppchen angelegt. Zum Ausschluss von fälschlicherweise zu geringen Werten sollten Finger, Zeh oder Ohrläppchen nicht zu kalt sein. Die Sauerstoffsättigung liegt normalerweise über 95 Prozent.

Endtidale oder transkutane CO_2-Konzentration. Auch die endtidale CO_2-Konzentration muss gemessen werden. Mit einem so genannten Kapnometer wird die Kohlendioxid-Konzentration gemessen, die in der über die Nase ausgeatmeten Luft enthalten ist (**Abb. 6-5**; Bach 1999). Bei einem Patienten mit DMD ist das CO_2 am Ende jedes Atemzugs im Wesentlichen gleich der CO_2-Konzentration im Blut.

Nächtliches Monitoring. Der Schlaf sollte mit Oximetrie in jedem der folgenden Fälle überwacht werden:

- wenn der Patient Symptome einer CAH hat
- wenn die VK im Stehen sehr viel geringer als im Sitzen ist
- wenn der Patient zum Einschlafen zwei oder mehr Kissen benötigt
- wenn die VK unterhalb von etwa 40 Prozent des vorhergesagten Normalwerts liegt

- wenn der $EtCO_2$-Spiegel hoch ist (über 44 mmHg)
- wenn am Tag die SpO_2 ohne Verdacht auf Lungenerkrankung oder Obstruktion durch Schleim unterhalb von 95 Prozent liegt (Bach 1999).

Respiratorisches Management

Durch ein adäquates respiratorisches Management mit dem Ziel des Erhalts von sekretfreien oberen Atemwegen und der Ventilation auch im Schlaf kann die Lebensqualität von Patienten und deren Familien maximiert werden. Die Verwendung dieses Protokolls ist von Bedeutung zur Prävention der Morbidität aus respiratorischer Ursache (**Tab. 6-3**, S. 88; Bach et al. 1997, Tzeng & Bach 2000).

Wechseldruckbeatmung (MI-E). Eine Insufflation bedeutet eine forcierte Einatmung mit größeren Mengen, als sie mit den Inspirationsmuskeln zu erreichen sind, eine «Exsufflation» bedeutet eine forcierte Ausatmung von größeren Mengen und mit stärkeren Flüssen, als sie durch exspiratorische Muskeln zu erreichen sind. Eine mechanische Wechseldruckbeatmung (MI-E) umfasst die Abgabe einer tiefen Insufflation in die Lungen mit einem Druck von 30 bis 40 cm H_2O, gefolgt von einer sofortigen forcierten Ausatmung auf einen negativen Druck von 40 bis 50 cm H_2O (Bach 1999). Das für eine Wechseldruckbeatmung verwendete Gerät wird als Cough Assist oder Cough Machine bezeichnet (J. H. Emerson CO. Cambridge, MA, USA, **Abb. 6-6**). Einatem- und Ausatemdrücke werden unabhängig voneinander nach Wohlbefinden und Wirksamkeit angepasst. Der negative Druck wird

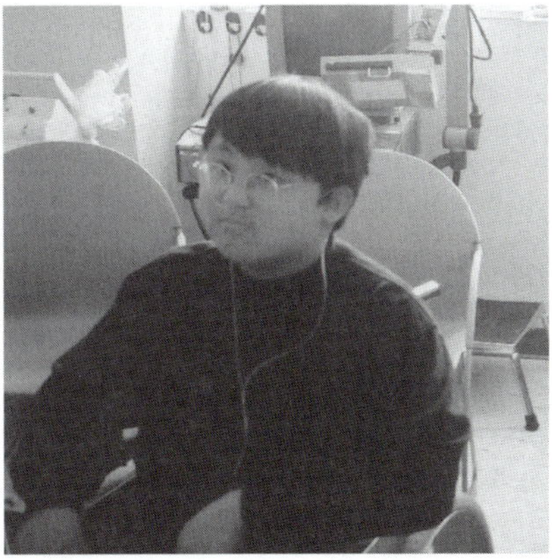

Abbildung 6-5: Das durch die Nase ausgeatmete endtidale Kohlendioxid ($EtCO_2$) wird mit einem Kapnographen gemessen.

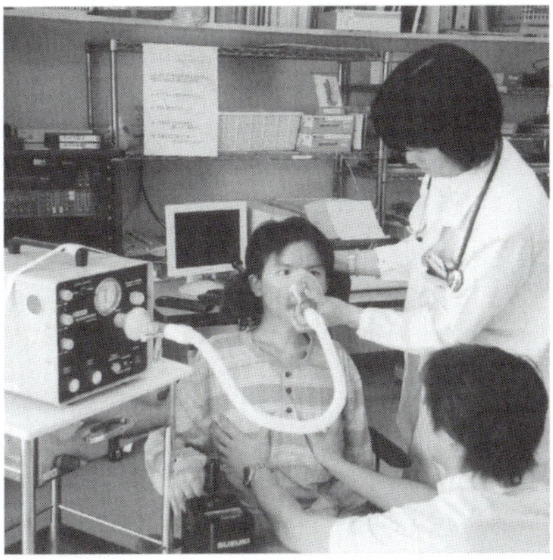

Abbildung 6-6: Wechseldruckbeatmung (MI-E) mittels Cough Assist mit thorakalem Druck.

Tabelle 6-3: Protokoll des respiratorischen Managements bei DMD-Patienten.

1. Regelmäßige Kontrolle von VK, PCF, SpO_2 (mit nächtlichem Monitoring falls notwendig), $EtCO_2$ oder $TcPCO_2$.
2. Liegen die VK unter 1000–1500 ml oder % VK unter 40 Prozent, Luftspeicherung mit manueller Beatmung zur Einführung von MIC. Die MIC muss ebenfalls regelmäßig kontrolliert werden.
3. Liegt der PCF unter 270 l/min. (bei Patienten, die älter als 12 Jahre alt sind), wird assistiertes Husten geübt und der assistierte PCF ebenfalls regelmäßig kontrolliert. Ist der Patient ermüdet, leidet er unter Kurzatmigkeit oder ist er krank, sollte ein Pulsoximeter zur Überprüfung der SpO_2 verwendet werden.
4. Liegt der assistierte PCF unter 270 l/min. (bei Patienten, die älter als 12 Jahre alt sind), wird einmalig die Wechseldruckbeatmung beigebracht. Ein Cough Assist muss bei Bedarf rasch verfügbar sein. Bei Erkältungen sollte ein Pulsoximeter verwendet werden.
5. Insbesondere bei Infektionen der oberen Atemwege zeigt eine SpO_2 unter 95 Prozent entweder eine Hypoventilation oder eine Obstruktion durch Bronchialschleim an. Diese müssen zur Prävention von Atelektase, Pneumonie und respiratorischer Insuffizienz korrigiert werden. Hiefür können nichtinvasive Beatmung (NIV) und manuell und mechanisch unterstütztes Husten (MAC) für den Erhalt einer SpO_2 über 95 Prozent verwendet werden. Lagerungsdrainage und Bronchodilatatoren können verwendet werden. Zusätzlicher Sauerstoff ohne assistierte Beatmung ist zu vermeiden, vor allem, um eine CO_2-Narkose so gut wie möglich zu verhindern. Zusätzlicher Sauerstoff kann jedoch mit Beutelbeatmung oder NIV angewendet werden, um die SpO_2 im Normbereich zu halten und gleichzeitig eine Hyperkapnie zu vermeiden. Intubierte Patienten werden nur dann extubiert, wenn die SpO_2 ohne zusätzlichen Sauerstoff im Normbereich liegt. Sie können bei Bedarf nichtinvasiv beatmet werden.
6. Entwickeln die Patienten eine symptomatische chronische alveoläre Hypoventilation (CAH), kann eine nächtliche NIV erfolgen.
7. Bei sinkender VK kann eine NIV auch am Tag angewendet werden, wenn die Patienten unter Symptomen einer CAH, Sättigungsabfall oder Hyperkapnie leiden. Zunächst wird die NIV nur bei kleinen Schlafpausen angewendet und die Zeit der NIV wird schrittweise auf 24 Stunden gesteigert. Eine NIV mit Mundstück ist sinnvoll bei Verwendung eines motorisierten Rollstuhls, am Tisch und im Bett im Wachzustand.
8. Liegt der assistierte PCF trotz Versuchen der Luftspeicherung unter 160 l/min. (bei Patienten, die älter als 12 Jahre alt sind) oder reicht die Wechseldruckbeatmung nicht aus, um die Atemwege frei zu halten, ist eine Intubation bei Infektionen der Atemwege, akuter Magendilatation oder Aspiration von Nahrung wahrscheinlich erforderlich. Den Patienten und deren Familien sollte jedoch erklärt werden, dass ein nachfolgender Extubationsversuch fehlschlagen kann und dann eine Tracheostomie erwogen werden könnte. Die Patienten haben auch ein hohes Risiko für Extubationsschwierigkeiten nach Operationen mit Vollnarkose.
9. Zur Durchführung einer Tracheostomie ist eine Einwilligungserklärung wichtig. Der Wille von Patienten und Familien, Kosten, Intensität der Pflege und das Risiko sollten erwogen werden.

normalerweise ein bis zwei Sekunden lang beibehalten, und thorakaler oder abdomineller Druck kann bei Ausatmung ausgeübt werden, um einen starken Husten hervorzurufen, es sei denn, der Patient hat in der vergangenen Stunde gegessen (Abb. 6-6; Bach 1999).

Mit MI-E werden Einatmung und Ausatmung in den Atemwegen bewirkt, bis Sekrete oder andere Ablagerungen abgehustet werden und eine etwaige durch diese verursachte Minderung der Sauerstoffsättigung behoben ist (Bach 1999). Wird dieses Ziel nicht mit vier bis fünf MI-E-Zyklen erreicht, wird die Therapie temporär ausgesetzt und der Patient atmet einige Sekunden lang selbst, um eine Hyperventilation der Lungen zu vermeiden. Dann werden erneut vier bis fünf MI-E-Zyklen abgegeben. Der Vorgang wird so lange wiederholt, bis Schleim abgehustet wurde, die Atemwege frei sind und die SpO_2 auf Normalwerte angestiegen ist. Bei schwerwiegenden Infektionen der Atemwege kann die MI-E alle 15 Minuten bis jede Stunde nahezu rund um die Uhr notwendig sein, wenn der Patient wach ist (Bach et al. 1997).

Nichtinvasive Beatmung (NIV). Die Spontanatmung kann assistiert werden oder durch Abgabe von intermittierendem positivem Druck auf die Atemwege oder intermittierendem negativem Druck auf die Thoraxwand ersetzt werden. Beatmungsmethoden werden als invasiv bezeichnet, wenn die Atemwege intubiert werden (Tracheostomie) oder eine interne Platzierung von Elektroden notwendig ist (Zwerchfellschrittmacher). Eine nichtinvasive Beatmung mit positiven Drücken über Nasenmaske, Gesichtsmaske, nasalen Tubus und Mundstück (**Abb. 6-7** bis **6-9**) kam 1984 auf den Markt und ist Therapie erster Wahl zur Therapie der akuten und chronischen respiratorischen Insuffizienz bei DMD (Mehta & Hill 2001, Bach 2002).

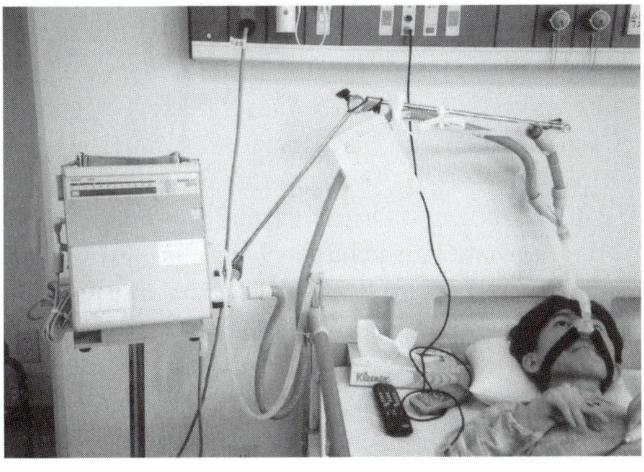

Abbildung 6-7: Nichtinvasive Beatmung mit Nasenmaske.

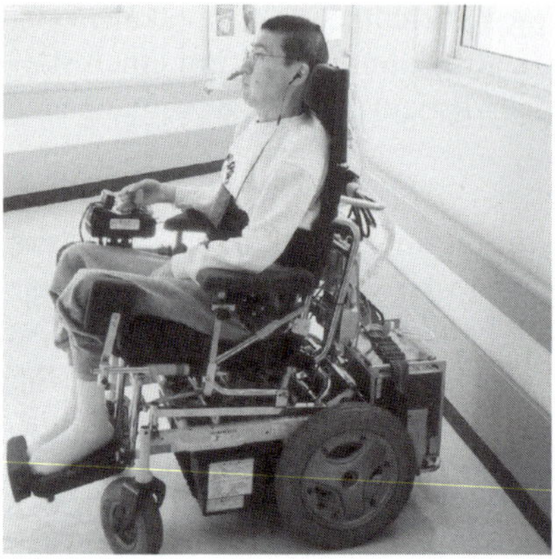

Abbildung 6-8: Nichtinvasive Beatmung mit Mundstück im motorisierten Rollstuhl.

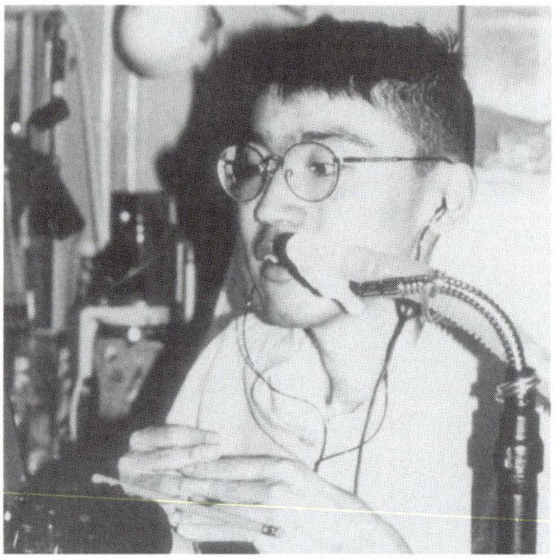

Abbildung 6-9: Nichtinvasive Beatmung mit Mundstück auf dem Tisch.

Mit der nichtinvasiven Beatmung werden folgende Ziele verfolgt (Bach 2002): Kurzfristige Ziele (einschließlich der akuten) sind: Linderung von Symptomen, Reduktion der Atemarbeit mit *row-a-boat phenomenon* (Yasuma et al. 2001), Verbesserung oder Stabilisierung des Gasaustausches, Optimierung der Wohlbefinden des Patienten, gutes synchrones Zusammenspiel von Patient und Beatmungsgerät, Minimierung des Risikos, Vermeidung einer Intubation. Langfristige Ziele sind: Verbesserung der Schlafdauer und Schlafqualität, Verbesserung der Lebensqualität und des Funktionsstatus, Verlängerung der Überlebenszeit.

Es kann auf allgemeine Richtlinien zur Langzeitbeatmung bei thorakalen Erkrankungen verwiesen werden (Tab. 6-4; Mehta & Hill 2001), und eine nichtinvasive häusliche Beatmung kann durch Zusammenarbeit mit einem erfahrenen Arzt erreicht werden.

Beatmungsgerät. Alle Beatmungsgeräte für eine Beatmung mit positiven Drücken stehen zur Verfügung. Manchmal sind jedoch für eine Intensivstation gedachte Beatmungsgeräte nicht geeignet, da sie mit hoch sensitiven Alarmsystemen und Druckluft oder Sauerstoff ausgestattet sind (Mehta & Hill 2001). Für eine häusliche mechanische Beatmung inklusive Transportmöglichkeit sind tragbare Beatmungsgeräte sinnvoll (Bach 2002).

Tragbare Volumen-limitierte Beatmungsgeräte sind beispielsweise PLV-100 (Respironics), Achieva, LP-10 und LP-20 (Mallinckrodt). Drucklimitierte oder «bilevel positive airway pressure» (BiPAP)-Geräte sind BiPAP Synchrony (Respironics), BiPAP S/T 30 (Respironics), VPAP S/T oder NIP (Resmed),

O'NYX Plus (Development). Ein sowohl Volumen- als auch Druck-limitiertes Beatmungsgerät ist LTV-950 (Pulmonetic Systems). Üblicherweise können kontrollierte (zeitgesteuerte), assistiert-kontrollierte (spontan/zeitgesteuerte) und synchronisierte intermittierend angewandte kontrollierte Beatmung (SIMV) verwendet werden (Bach 2002). Bei fortgeschrittener DMD verwenden wir den Kontrollmodus, obwohl einige Ärzte den assistiert-kontrollierten Modus empfehlen. Bei Volumen-limitierten Beatmungsgeräten kann die Atemfrequenz auf etwa 15 bis 24 eingestellt werden. Das Tidalvolumen kann auf etwa 600 bis 1000 ml eingestellt werden, und der Inspirationsdruck sollte 15 bis 25 Zentimeter H_2O betragen. Das Verhältnis der Inspirations- zur Exspirationszeit beträgt 1:1 bis 1:5. Wenn die Geräte eine beatmungsfreie Zeit haben (auch mit GPB), kann der Niederdruckalarm reduziert werden. Die Patienten können Luft über GPB ansammeln, wenn der Hochdruckalarm auf über 60 bis 70 Zentimeter H_2O eingestellt wird. Bei Druck-limitierten Beatmungsgeräten kann der IPAP auf etwa 15 bis 18 Zentimeter H_2O eingestellt werden, und der EPAP sollte minimal sein, um eine erneute Einatmung zu vermeiden (normalerweise sind 4 Zentimeter H_2O das Minimum). Nach nächtlicher Aufzeichnung von SpO_2 unter NIV und Symptom-orientiert kann die Einstellung des Beatmungsgeräts bei Bedarf verändert werden.

Tabelle 6-4: Allgemeine Auswahlkriterien: nichtinvasive Langzeitbeatmung bei restriktiv-thorakaler oder zentraler hypoventilatorische Störung.

Indikationen

1. Symptome einer CAH (siehe Text)
2. Anzeichen
   Cor pulmonale und
3. Gasaustausch-Kriterien
   $PaCO_2$ am Tag > 45 mmHg
   Nächtliches Absinken der Sauerstoffsättigung (SpO_2 < 90 Prozent über >5 min. anhaltend oder > 10 Prozent der gesamten Überwachungszeit
4. Weitere mögliche Indikationen
   Erholung von akuter respiratorischer Insuffizienz mit persistierender CO_2-Retention
   Wiederholte stationäre Aufenthalte aufgrund einer akuten respiratorischen Insuffizienz
   Kein Erfolg mit alleiniger CPAP bei Schlafapnoesyndrom

Relative Kontraindikationen

1. Unvermögen, die Atemwege zu schützen: Husten auch mit manuell und mechanisch assistiertem Husten beeinträchtigt.
2. Mangelnde Motivation von Patient und Familie
3. Unvermögen, zu kooperieren oder zu verstehen
4. unzureichende finanzielle oder pflegerische Ressourcen

Konnektor. Anstelle eines Tracheostomas kann das Beatmungsgerät mit einem Konnektor an Nase und/oder Mund zur Abgabe von Luft angeschlossen werden (Bach 2002). Nasenmaske: Counter Deluxe, Profile lite, Symplicity, Monarch (Respironics), Uitra Mirage (Resmed), Breeze Sleepgear, Adam Circuit, IQ, Top (Tyco), AirPilot (Tiara). Nasaler Tubus: Breeze Sleepgear, Adam Circuit (Tyco). Vollständige Gesichtsmaske (Respironics, Resmed). Gewinkeltes Mundstück (Respironics). Es können auch eigens angefertigte Masken oder Mundstücke vom Zahnarzt hergestellt werden. Diese Masken werden normalerweise für CPAP oder «bilevel positive airway pressure» ohne Ausatemklappe hergestellt und haben einen Schlitz oder ein Loch für den Austritt von Luft. Wenn ein Patient ein Volumen-limitiertes Beatmungsgerät mit Ausatemklappe verwendet, sollte dieser Schlitz oder dieses Loch mit Pflasterstreifen oder Klebstoff verschlossen werden, um ein Austreten der Luft zu vermeiden; dies unterliegt allerdings der Verantwortlichkeit des Arztes.

Nebenwirkungen der NIV. Durch die Maske: Beschwerden, Gesichtserythem, Klaustrophobie, Ulzera auf dem Nasenrücken, akneiformer Ausschlag. Durch den Luftdruck oder den Fluss: Obstruktion der Nase, Sinus-/Ohrenschmerzen, Trockenheit von Nase/Mund, Augenreizungen, Magenreizungen, Mageninsufflation, Luftverlust (Mehta & Hill 2001). Schwerwiegende Komplikationen sind Aspirationspneumonie, Hypotonie, Pneumothorax (Mehta & Hill 2001).

Durch sorgfältige Auswahl von Maske, Befestigung und Beatmungsgerät, durch Medikamente und durch Schulung und Betreuung von Patient und Familie lassen sich die Nebenwirkungen minimieren (Mehta & Hill 2001).

Intermittierende Überdruckbeatmung über ein Tracheostoma (TIPPV)

Als therapeutische Möglichkeit ist noch die TIPPV anzuführen, die häufig über 24 Stunden angewendet wird. Hierfür ist eine Einwilligungserklärung notwendig. Patienten und deren Familien sollten über folgende Komplikationen aufgeklärt werden: Besiedelung der Atemwege, erhöhtes Risiko für eine Infektion der Atemwege, massive Trachealnekrose und Blutung, tracheoösophageale Fisteln, Trachealstenose, laryngeale Komplikationen, Schluckstörungen, Aspiration von Nahrung, Herzarrhythmien, Tod durch versehentliche Diskonnektion trotz Alarm, Bildung von chronischem Granulationsgewebe, schmerzhafte Wechsel des Tracheostomas, schlechte Stimmqualität, Pflegebedarf inklusive häufigen Absaugens und hohe Kosten für die Ausrüstung inklusive Befeuchtung. Sie kann auch die Teilnahme des Patienten am sozialen Leben verhindern, den Besuch vieler Schulen und die Arbeit an vielen Arbeitsplätzen, die nicht mit teuren Pflegeeinrichtungen ausgestattet sind (Bach et al. 1997).

Maßnahmen bei gewöhnlicher Erkältung und Infektionen der Atemwege

Bei den Patienten sollten regelmäßig mögliche Symptome (insbesondere Dyspnoe, Verlust von Aktivität oder Appetit, Schlafstörungen) Fieber, Dehydratation und Absinken der Sauerstoffsättigung kontrolliert werden (Bach et al. 1997, Tzeng & Bach 2000). Die Patienten benötigen Ruhe und Schlaf mit angemessenem Wechsel der Körperlage zur Verhinderung von Pneumonien und Atelektasen (Lagerungsdrainage; Bach 1999). Die Patienten sollten insbesondere gut mit Eisen, Kalzium, Eiweiß, Fett (insbesondere pflanzliches Fett), Wasser und ausreichend Kalorien versorgt werden. Manchmal muss bei den Patienten die hohe Kalorienaufnahme über Getränke erfolgen, oder sie müssen intravenös ernährt werden. Eine Obstipation sollte durch Laxantien und/oder Klistiere behoben werden. Antibiotika sind sinnvoll zur Verhinderung einer sekundären bakteriellen Infektion und für den Erhalt eines klareren Sputums. Expektorantien sind nützlich. Die interne Anwendung von Antihistaminika ist jedoch manchmal nicht angebracht, da eine zu starke Trockenheit der oberen Atemwege die Infektion verschlechtern kann und die Patienten zu schläfrig werden und somit ein effektives Abhusten nicht mehr möglich ist. Ist aufgrund einer Rhinorrhoe eine NIV schwierig, sollten Antihistaminika als Nasentropfen oder eine geringe Menge Antihistaminika oral zum Schlafen verwendet werden. Durch eine Inhalation von Bronchodilatatoren lässt sich das Entfernen von Sekreten erleichtern.

Wenn die Patienten schwächer werden und es ihnen mit kontinuierlicher NIV gut geht (manchmal mit Befeuchtung), verhindert diese wirksam weitere respiratorische Komplikationen wie Pneumonien und Atelektasen. Verringert sich der Ausgangs-SpO_2 auf unter 95 Prozent oder hat der Patient Schwierigkeiten beim Entfernen von Sekreten, sind manuell und/oder mechanisch assistiertes Husten (MAC) und kontinuierliche NIV mit Befeuchtung anzuwenden. Zusätzlicher Sauerstoff ohne assistierte Beatmung ist zu vermeiden und kann bei Bedarf mit NIV oder Beutelbeatmung verwendet werden.

Liegen Dyspnoe oder ein Abfall der Sauerstoffsättigung trotz Unterstützung von Inspirations- und Exspirationsmuskulatur vor, treten Lethargie, persistierendes hohes Fieber auf oder besteht ein Verdacht auf eine Dehydratation, sollten Blutbild, Elektrolyte, Gesamteiweiß, ALT, AST, Blut-Harnstoff-Stickstoff (BUN), Gesamtcholesterin und/oder Thorax-Röntgenbild usw. kontrolliert werden (Bach et al. 1997, Tzeng & Bach 2000). Wenn der Patient andauernde Symptome, eine Pneumonie oder Atelektase hat, muss er zur weiteren Untersuchung und Therapie stationär aufgenommen werden.

Nach Intubation werden die Patienten nur extubiert, wenn die SpO_2 bei Raumluft im Normbereich liegt, unabhängig davon, ob die Patienten eine eigenständige alveoläre Ventilation aufrechterhalten können (Bach et al. 1997). Sie werden mit kontinuierlicher NIV therapiert, und eine Hyperkapnie wird vermieden. Sie können zunächst am Tag vom Beatmungsgerät entwöhnt werden. Sie können vollständig entwöhnt werden oder die NIV nur nachts anwenden, wenn es ihnen damit besser geht (Bach et al. 1997).

6.2 Kardiomyopathie und kardiovaskuläre Komplikationen

Die DMD führt zu einem Konditionsabbau aufgrund fehlender Bewegung und zu häufigem Auftreten einer rechtsventrikulären Hypertonie aufgrund des Unvermögens, eine normale Lungenbelüftung aufrecht zu erhalten. Außerdem kann sie auch den Herzmuskel und das Reizleitungssystem des Herzens betreffen. Patienten mit DMD entwickeln mit fortschreitender Erkrankung entweder eine Verringerung der parasympathischen Aktivität oder eine Zunahme der sympathischen Aktivität oder beides. Cor pulmonale und rechtsventrikuläre Insuffizienz sind ebenfalls häufig Folgen einer unbehandelten respiratorischen Insuffizienz.

Da durch Anwendung einer nichtinvasiven Unterstützung der Atemmuskulatur die respiratorischen Auswirkungen der DMD gelindert werden, nimmt die Bedeutung der dekompensierten chronischen Herzinsuffizienz (*chronical heart failure*, CHF) als Todesursache zu. Trotz dieser Tatsache wird aufgrund der fehlenden Aktivität eine leichte bis mäßige Herzinsuffizienz häufig nicht erkannt, und da häufig schwerwiegende Deformitäten der Wirbelsäule und der Thoraxwand vorliegen, ist sie auch schwierig durch körperliche und radiologische Untersuchungen zu diagnostizieren. Es gibt mittlerweile jedoch neue Verfahren sowohl zur Diagnostik der frühen Kardiomyopathie als auch für deren Linderung (Ishikawa et al. 1999). Nur wenn diese rechtzeitig diagnostiziert und behandelt wird, lassen sich bei den Patienten die Überlebenszeit verlängern und die Lebensqualität optimieren (Ishikawa et al. 1995, 1999)

Kardiomyopathie bei DMD

Am häufigsten liegt bei DMD eine dilatative Kardiomyopathie (DCM) vor, obwohl selten auch eine hypertrophe Kardiomyopathie (HCM) vorkommen kann. Eine DCM ist definiert als linksventrikuläre Dysfunktion, erkennbar an einer linksventrikulären Ejektionsfraktion (LVEF) unter 40 Prozent oder einer prozentualen Querschnittsverkürzung um weniger als 0,20, hohen linksventrikulären enddiastolischen Drücken und unauffälligen Koronarien.

Weder das Ausmaß der Xp21-Gendeletion noch des Angiotensin-converting-Enzym- (ACE-) Genotyp lassen sich bislang dazu verwenden, den Schweregrad der kardialen Beteiligung bei DMD vorauszusagen. Somit scheinen die Faktoren, die den Schweregrad der DCM bei DMD beeinflussen, epigenetischen Ursprungs zu sein. Dies trägt zur Erklärung der Tatsache bei, dass, obwohl die kardiale Degeneration progredient verläuft, nur wenig Korrelation zwischen deren Schweregrad und dem Alter des Patienten, der Skelettmuskelbeteiligung, der körperlichen Kondition, der VK oder dem respiratorischen Status besteht.

Nigro et al. (1990) beschrieben, dass eine präklinische kardiale Beteiligung bei 25 Prozent der Patienten im Alter von unter sechs Jahren festgestellt wurde und bei 59 Prozent der Patienten zwischen sechs und zehn Jahren. Danach stieg die Inzidenz der klinisch apparenten Kardiomyopathie fortlaufend an. Die Inzidenz der chronischen Herzinsuffizienz (CHF) wurde bei DMD mit 9,4 Prozent angegeben, trotz der Tatsache, dass zu einem bestimmten Zeitpunkt bei mindestens 96 Prozent der DMD-Patienten eine myokardiale Beteiligung festzustellen ist. Schätzungen zufolge sterben 9 bis 50 Prozent aller DMD-Patienten an CHF. Eine CHF kann bei Patienten bereits im Alter von zehn Jahren auftreten. Somit erscheint ein kardiales Screening ab dem Alter von neun Jahren bei diesen Patienten sinnvoll.

Da Myokard schrittweise durch fibröses Gewebe ersetzt wird, werden die Wände des linken Ventrikels dünn und zeigen eine verringerte systolische Kontraktion und diastolische Relaxation. Ist bei Fibrose der posteriore Papillarmuskel beteiligt, kann die Mitralklappe mit oder ohne Mitralinsuffizienz in den linken Vorhof prolabieren. Ein Mitralklappenprolaps kann auch bei schwerwiegenden Thoraxdeformitäten auftreten. Eine Erweiterung des Vorhofs kann in Folge einer Mitralinsuffizienz oder mangelhaften linksventrikulären Kontraktilität auftreten.

Gerinnungsstörungen als Komplikation bei dilatativer Kardiomyopathie

Neben CHF sind Klappendysfunktion und Gerinnungsstörungen häufig. Linksventrikuläre Thromben können bei Klappendysfunktion sowie bei schwerwiegender ventrikulärer Hypokinesie auftreten und können systemische Embolien zur Folge haben. Eine Hyperkoagulation wäre jedoch bei Patienten mit derart geringfügiger Bewegung, linksventrikulärer Dysfunktion und bei diesen Patienten mit erhöhten CK-Spiegeln einhergehenden erhöhten Tumornekrosefaktor-Spiegeln im Serum zu erwarten. Es ist sehr wahrscheinlich, dass die sehr geringe Inzidenz von tiefen Venenthrombosen und Lungenembolien bei diesen Patienten auf einer verminderten Thrombozytenadhäsion und durch Ristocetin induzierten Aggregation sowie auf einer um 50 Prozent reduzierten Expression von Glykoprotein IV bei DMD beruht (Forst et al. 1998). Somit neigen Patienten mit Muskeldystrophie aufgrund von Thrombozytendefekten und Dysfunktion der glatten Gefäßmuskulatur zu exzessivem Blutverlust, beispielsweise bei operativen Eingriffen, und sind unter normalen Umständen sehr resistent gegenüber Thrombosen.

Diagnostik und Monitoring bei Herzbeteiligung

Symptomatik. Es bestehen deutliche Unterschiede im klinischen Bild einer Herzbeteiligung. Zur Symptomatik zählen Palpitationen, Dyspnoe, Husten, Synkopen, Thoraxbeschwerden, die nicht typisch für Angina sind, Stridor, Sputum, allgemeines Unwohlsein, epigastrische oder abdominelle Schmerzen, Diarrhoe, Schwitzen, Blässe, Zyanose, Arthralgien, Schüttelfrost, Appetitverlust, Obstipation, Gewichtszunahme, generalisierte Ödeme, verringerte Urinausscheidung, Reizbarkeit, Konzentrationsschwierigkeiten, Schlafstörungen, Übelkeit und Brechreiz (Ishikawa et al. 1999). Eine Kurzatmigkeit kann bei Belastung oder in Ruhe oder lagerungsabhängig im Sitzen, Stehen oder in Seitenlagerung auftreten. Eine Orthopnoe kann auf einer kardialen oder diaphragmalen Dysfunktion beruhen. Eine Dyspnoe, die trotz adäquater alveolärer Ventilation persistiert, ist ein Hinweis auf eine Herzbeteiligung.

Körperliche Untersuchung. Obwohl pathologische Herztöne und -geräusche vorliegen können, gibt es sehr häufig keine pathologischen auskultatorischen Befunde bei mäßig betroffenen Patienten mit Kardiomyopathie. Ein für eine Mitralinsuffizienz typisches Geräusch beruht normalerweise auf einem Mitralklappenprolaps. Liegt eine CHF vor, lassen sich dritter Herzton, Distention der Vena jugularis und Rasselgeräusche in den Lungen feststellen. Bei nicht gehfähigen Patienten können Ödeme in den Extremitäten auf eine Herzinsuffizienz oder Immobilität hinweisen. Der Blutdruck ist normalerweise normal oder in fortgeschrittenen Stadien geringfügig reduziert. Die Herzfrequenz kann bei Vorliegen von Arrhythmien variieren. Eine persistierende Tachykardie, die am häufigsten eine frühe Manifestation einer Kardiomyopathie ist, Atemstörungen im Schlaf oder eine chronische respiratorische

Insuffizienz finden sich bei der überwiegenden Mehrzahl der DMD-Patienten. Arrhythmien, Kardiomegalie und Lungenödeme können bei fortgeschrittener Kardiomyopathie auftreten.

Laborwerte und Neurohormone. Es kann sinnvoll sein, die Neurohormone atriales natriuretisches Peptid (ANP), Brain Natriuretic Peptid (BNP) und Norepinephrin (PNE) zu überwachen (Tab. 6-2; Ishikawa et al. 1995, 1999). Die Neurohormone sind Peptide, die vermutlich vom Herz als Reaktion auf erhöhte atriale und ventrikuläre Drücke sezerniert werden. Die Plasmakonzentrationen von BNP und ANP sind sensitive Indikatoren einer mäßigen bis schwerwiegenden linksventrikulären Dysfunktion. Es bestehen starke negative Korrelationen zwischen LVEF und den Logarithmen der BNP- und ANP-Spiegel. Da es schwierig ist, eine kardiale Überlast klinisch zu beurteilen, kann die Messung von BNP und ANP stark zur Erkennung einer CHF beitragen. Das ANP/BNP-Verhältnis ist auch bei Patienten mit primären Lungenerkrankungen im Vergleich zu Patienten mit Herzinsuffizienz mit oder ohne Lungenerkrankungen erhöht. Somit kann die Messung von ANP und BNP als Screeninguntersuchung verwendet werden, um zu entscheiden, welche Patienten weiter untersucht werden müssen, sowie zur Überwachung der Therapieergebnisse (Ishikawa et al. 1995, 1999).

Elektrodiagnostische Untersuchungen. Im EKG sind typischerweise hohe R-Zacken und ein R/S-Verhältnis von über 1 in den rechts präkordialen Ableitungen zu finden. Ein rSr'-Muster ist bei einigen Patienten in Ableitung V1 sichtbar. Q-Zacken von über 4 Millimeter in Ableitung 1, aVL und/oder V5 und V6, die einen anterolateralen Myokardinfarkt vortäuschen, und eine QT-Verlängerung (QT/QP-Verhältnis = kardiomyopathischer Index) können vorliegen (Nigro et al. 1990). Es wird angenommen, dass diese Q-Zacken die Stärke der Fibrosierung des Myokards angeben. Eine Achsenabweichung findet sich seltener.

Überleitungsstörungen können überall zwischen dem Sinusknoten und dem His-Purkinje-System auftreten (Ishikawa et al. 1995). Intraatriale Überleitungsstörungen, Blocks vom Typ Mobitz 1, nicht übergeleitete Vorhof-Extrasystolen und rechtsventrikuläre Überleitungsverzögerungen sind am häufigsten. Ein kurzes P-R-Intervall ohne Deltawellen ist häufig zu sehen. Ein Patient, der sich bei der Erstuntersuchung nur mit einem kurzen P-R-Intervall vorstellte, entwickelte später das Präexzitationsmuster des Wolff-Parkinson-White-Syndroms.

Eine labile oder persistierende Sinustachykardie ist die häufigste Arrhythmie, die sich im Langzeit-EKG finden lässt. Sinuspausen, Vorhof-Extrasystolen, atrioventrikulärer (AV-) Block und Vorhofflattern nehmen in fortgeschrittenen Stadien zu. Häufige ventrikuläre Extrasystolen und Ventrikeltachykardien sind seltener, es sei denn, die DCM ist schwerwiegend.

Röntgenaufnahmen des Thorax. Ist eine Thoraxdeformität nicht schwerwiegend, lassen sich sowohl kardiothorakales Verhältnis (CTR) als auch Lungengefäße sowohl auf anterior-posterioren als auch auf seitlichen Thorax-Röntgenbildern erkennen. Das Vorliegen eines geraden Rückens, eines Pectus excavatum oder einer Kyphoskoliose ist hilfreich zur Erklärung eines Mitralklappenprolaps. Bei schwerwiegend deformierten Patienten sind Röntgenbilder des Thorax nur eingeschränkt und häufig gar nicht zur Diagnose einer Kardiomegalie und CHF zu verwenden.

Echokardiographie. Eine Echokardiographie ist bettseitig einfach durchzuführen, quantitative Messungen sind jedoch nur dann exakt, wenn keine schwerwiegenden Thorax- und Wirbelsäulendeformitäten vorhanden sind (Ishikawa et al. 1995, 1999). Liegen gute Aufzeichnungen vor, lassen sich mit M-Mode-Echokardiographie ein Mitralklappenprolaps, die Geschwindigkeit der systolischen und diastolischen Bewegung der posterioren Wand, die Größe des linken Vorhofs und linksventrikuläre Wanddicke, Masse, prozentuale Querschnittsverkürzung und Ejektionsfraktion ermitteln. Mit zweidimensionaler Echokardiographie (2DE) mit Doppler und Farbdoppler-Darstellung ergibt sich ein realistisches Bild der Herzkammern, Klappenanatomie und -funktion, der regionalen und globalen linksventrikulären Kontraktionsmuster (Wandbewegung) und etwaiger intrakardialer Raumforderungen oder Thromben. Aufeinander folgende Messungen der linksventrikulären enddiastolischen Dimensionen (LVDd), der prozentualen Querschnittsverkürzung (FS) und der LVEF sind nützlich zur Überwachung der Progredienz einer Kardiomyopathie und des Ansprechens auf eine Therapie (Tab. 6-2). Liegt die LVEF unter 25 Prozent und sind die ANP-Spiegel erhöht, so liegt vermutlich eine schwerwiegende CHF vor (Ishikawa et al. 1995, 1999).

In der Ultraschall-Gewebedifferenzierung (UTC) weist das Myokard von Kindern mit DMD andere Eigenschaften auf als bei gesunden Kontrollen. Diese Ergebnisse zeigen, dass der Dystrophinmangel mit Veränderungen des Myokards einhergeht – häufig lange vor dem Einsetzen von systolischer Dysfunktion und manifester Kardiomyopathie (Giglio et al. 2003). Die UTC-Analyse bringt möglicherweise eine entscheidende Verbesserung der Versorgung von DMD-Patienten (Towbin 2003). Wir hoffen, dass sich die Vermutung bewahrheitet, die UCT sei «ein nichtinvasives Mittel, um präklinische

Kardiomyopathien bei DMD zu erkennen» (ebd.) und dass sie auch bei anderen Erkrankungen eingesetzt werden kann, um Versorgung und Ergebnisse zu verbessern.

Unsere klinische Forschungsgruppe arbeitet mit dem Echokardiologen Dr. Ogata an anderen neuen Techniken (z.B. Messung des Ausnutzungsgrades durch Doppler-Echokardiographie), um den Zustand des Myokards bei Patienten regionaler linksventrikulärer Asynchronie genauer quantitativ einzuschätzen.

Lungenfunktion. Es ist auch zu beachten, dass, während ein erhöhtes $EtCO_2$ auf eine alveoläre Hypoventilation hinweist, plötzliche unerwartet niedrige $EtCO_2$-Spiegel eher die Auswirkungen einer schwerwiegenden Kardiomyopathie auf das kardiale Output und die pulmonale Perfusion anzeigen als eine unerklärliche Hyperventilation. In zweifelhaften Fällen kann eine arterielle Blutgasanalyse hilfreich sein.

Therapie

Asymptomatische Tachykardie. Beim asymptomatischen Patienten mit nur typischen EKG-Veränderungen, leichter Sinustachykardie von etwa 100 Schlägen pro Minute in Ruhe, guter linksventrikulärer Funktion und normaler alveolärer Ventilation ist keine Therapie erforderlich. Ist die Tachykardie jedoch schwerwiegender, liegt die LVEF unter 40 Prozent oder sind die Neurohormone erhöht, kann durch eine Therapie die Entwicklung einer dilatativen Kardiomyopathie (DCM) verhindert werden.

Bei dilatativer Kardiomyopathie. ACE-Hemmer und Betablocker sind bedeutsam zur Therapie von Patienten mit primärer oder sekundärer DCM und geringfügiger bis mäßiger Herzinsuffizienz (Ishikawa et al. 1995, 1999). Durch eine Therapie mit ACE-Hemmern werden bei Patienten mit CHF die BNP-Spiegel signifikant hin zu Normalwerten gesenkt, dabei wird die LVEF gesteigert, und die LVDd werden verringert. Durch Betablocker wird die Herzfrequenz gesenkt, sie können die sympathische Prädominanz, die sich in verstärkten ventrikulären Arrhythmien ausdrückt, vermindern. Sie senken auch die betaadrenerge Stimulation, die einen Dystrophinabfall gefolgt von einer Apoptose induziert. Sie können auch die linksventrikuläre systolische Leistung und passiven diastolischen Relaxationseigenschaften signifikant verbessern, was zu einer vollständigeren myokardialen Relaxation und gesteigerten Kontraktilität führt.

Ein empfohlenes Dosierungsschema zur Gabe von ACE-Hemmern und Betablockern ist Folgendes (Ishikawa et al. 1995, 1999): Wir beginnen die

Therapie mit Enalapril 1,25 mg oder Lisinopril 2,5 mg täglich. Die Dosis wird schrittweise auf 5 bis 10 mg zweimal täglich erhöht. Als weiterer ACE-Hemmer ist Perindopril zu erwähnen, als ATII-Blocker z.B. Telmisartan. Ist der Patient asymptomatisch oder hat leichte Symptome einer CHF und sind systolischer Blutdruck und Urinausscheidung ausreichend, werden die Beta-1-Rezeptorenblocker Metoprolol oder Bisoprolol zur Therapie mit ACE-Hemmern hinzugefügt. Die Dosierung von ACE-Hemmer und Betablocker werden je nach Verträglichkeit gesteigert. Metoprolol wird initial in einer Dosis von 5 mg täglich in zwei oder drei Dosen über eine Woche verabreicht. Die Dosis wird alle ein bis zwei Wochen um 5 mg pro Tag gesteigert, bis eine Gesamtdosis von 25 bis 50 mg pro Tag in drei täglichen Dosen erreicht ist. Die Patienten erhalten dann anstelle von Metoprolol Bisoprolol aufgrund der bequemeren Dosierung von 1 bis 2 Tabletten pro Tag. Die Patienten können initial mit Bisoprolol anstelle von Metoprolol behandelt werden, beginnend mit 0,5 mg pro Tag. Diese Dosis wird jede Woche um 0,5 mg/Tag gesteigert, eingenommen in mehreren täglichen Dosen, bis 2,5 bis 5 mg täglich erreicht sind. Nahezu alle Patienten können die maximalen Dosen sowohl von ACE-Hemmern als auch von Betablockern einnehmen, es kann jedoch fünf bis acht Wochen dauern, bis die maximalen Dosen von Betablockern erreicht sind, da temporäre Nebenwirkungen wie Hypotonie auftreten können.

Als Nebenwirkungen von ACE-Hemmern können Hypotonie (systolischer Druck unter 80 mmHg), Niereninsuffizienz, Hyperkaliämie, Hyponatriämie, Verringerung der Hämoglobinkonzentration und trockener Husten auftreten (Ishikawa et al. 1995, 1999). Diese Nebenwirkungen können besonders belastend bei Patienten mit Herzinsuffizienz sein. Manchmal schützt eine Reduktion der Dosis des Diuretikums vor erstmaliger Gabe von ACE-Hemmern vor einer Hypotonie bei Ersteinnahme. Gelegentlich können die Patienten auch bei akuten Infektionen und Dehydratation unter einer schwerwiegenden Hypotonie leiden, dann muss die ACE-Hemmer-Therapie möglicherweise zeitweilig ausgesetzt werden.

Zur Untersuchung der Nierenfunktion bei Verdacht auf Myopathie sind Blut-Harnstoff-Stickstoff (BUN), Beta-2-Mikroglobulin oder der neue Marker Cystatin-C (Kazama et al. 2002) bessere Parameter zur Überwachung als die Kreatininclearance (siehe Nierenfunktion). Ein Anstieg des BUN um weniger als 30 Prozent vom Ausgangswert vor Therapie ist nicht schädlich. Treten schwerwiegende Hypotonie, Niereninsuffizienz, Hyperkaliämie oder Hyponatriämie auf, sind ausreichende Salzgabe und möglicherweise Reduktion von Diuretika erforderlich, bevor die Dosis von ACE-Hemmern gesenkt wird.

Nebenwirkungen einer Therapie mit Betablockern können Sinusbradykardie (unter 40 Schlägen/Min. im Wachzustand), Hypotonie und möglicherweise Exazerbation einer Herzinsuffizienz sein. Diese lassen sich jedoch in den ersten Therapiemonaten vermeiden und die Herzfunktion bleibt gut erhalten, wenn die Dosen schrittweise gesteigert werden und bei den Patienten Herzfrequenz, Blutdruck, Schlafstörungen, Urinausscheidung und weitere Symptome einer Dekompensation des Herzens gut überwacht werden. Vollblutbild, Elektrolyte (Na, K, Cl), Kreatinin und Leberwerte werden in den ersten beiden Wochen zweimal wöchentlich, dann bei ansteigenden Dosen wöchentlich und schließlich alle drei Monate entnommen. Beta-2-Mikroglobulin- oder Cystatin-C-Spiegel werden zu Beginn und bei Anstieg des Kreatinin entnommen. Ein Thorax-Röntgenbild wird alle drei Monate angefertigt und bei Verdacht auf eine kardiale Dekompensation. LVEF und LVDd werden im ersten Therapiejahr alle sechs Monate echokardiografisch untersucht, danach jährlich. ANP, BNP und PNE werden bei ansteigenden Medikamentendosen monatlich entnommen, danach in sechsmonatigen Abständen.

In der DMD-Studie erhöhte sich die LVEF und blieb stabil oder sie verringerte sich sehr graduell; bei den meisten Patienten verringerten sich die LVDd zu Beginn und blieben dann stabil oder stiegen mit der Zeit nur sehr leicht an und die Überlebenszeit wurde verlängert. Somit ist eine gleichzeitige Therapie mit Betablockern, ACE-Hemmer und Digoxin eine effektive langfristige Therapie bei DMD-Kardiomyopathie (Ishikawa et al. 1995, 1999).

Eine Salzrestriktion ist manchmal belastend und führt bei DMD zum Appetitverlust. Bei DMD-Patienten wird eine niedrig dosierte Digitalis-Therapie auch dann empfohlen, wenn die Serumspiegel gering sind, da Digitalis in niedrigen Dosen effektiv sein kann und bei höheren Dosen eher das Risiko für schwerwiegende Nebenwirkungen wie tödliche Arrhythmien erhöht wird. Die therapeutische Bedeutung von Digoxin bei Patienten mit CHF und normalem Sinusrhythmus ist mittlerweile gut belegt. Das Risiko einer Digitalisvergiftung wird bei Vorliegen einer Hypoxie, schlechten Nierenfunktion oder niedrigem Serum-Kalium verstärkt, ein häufiger Befund bei DMD-Patienten mit geringen Kaliumreserven in der Muskulatur, insbesondere bei Infektionen der Atemwege. Es wurde auch angegeben, dass die Anwendung von PIP + PEEP zu einer Verbesserung der linksventrikulären Funktion bei Patienten mit chronischer CHF führt.

Bei Arrhythmien. Lidocain oder Procainamid können Salven von ventrikulärer Tachykardie, ventrikuläre Extrasystolen und weitere Arrhythmien beenden. Procainamid wurde intravenös zur Kontrolle einer paroxysmalen supraventrikulären Tachykardie verabreicht. Verschlechtert sich der hämodynamische Status, kann eine Notfall-Kardioversion angewandt werden. Bradykardien, kurze Perioden mit Sinusstillstand und AV-Blockierungen können auf Atropin intravenös ansprechen, insbesondere wenn diese Arrhythmien durch Absaugen oder andere Manipulationen der Atemwege ausgelöst werden. Schrittmacher sind bei diesen Patienten nur selten erforderlich. Supraventrikuläre Tachyarrhythmien sprechen häufig auf intravenöses Digitalis an.

Bei akuten Exazerbationen einer Herzinsuffizienz. Bei akuten Exazerbationen einer DCM wird der Patient in der Fowler-Position oder jeder Position gelagert, durch die die Symptome gelindert werden. EKG, Blutdruck, SpO_2, Plasma-Na, -K und -Cl, Gesamteiweiß, Hämoglobin, Leberwerte, Kreatinin, ANP, BNP, PNE und Einfuhr/Ausfuhr werden überwacht. Sind die myogenen Serum-Transaminasen erhöht, ist die Messung der Isozitrat-Dehydrogenase zur Überwachung der Leberfunktion sinnvoll. Im Thorax-Röntgenbild zeigen sich häufig eine Kardiomegalie und ein Lungenödem mit Stauung, insbesondere in den rechten Mittel- und Unterlappen. Ist dies der Fall, kann eine Therapie mit Diuretika eingeleitet oder gesteigert werden. Eine Leberinsuffizienz beruht häufig auf einer Leberstauung und einer medikamentösen Kombinationstherapie. Da die Wirkung von Enalapril bei Leberinsuffizienz verringert ist, kann eine Therapie mit Lisinopril eingeleitet werden. Manchmal ist die Erhöhung der Betablocker-Dosis effektiv. Bei schwerwiegender CHF können Diuretika intravenös über Infusion verabreicht werden, dabei ist auf exzessiven Kaliumverlust und niedrigen Blutdruck zu achten. Bei schwerwiegenderer CHF wurde die Meinung geäußert, dass Milrinon, ein Phosphodiesterase-III-Inhibitor mit positiv inotroper und vasodilatatorischer Wirkung, zu einer geringfügigeren Tachykardie führt und weniger Nebenwirkungen hat als Katecholamine (wie Dopamin und Dobutamin). Es sollte bekannt sein, dass Katecholamine für den Herzmuskel schädlich sind und manchmal Patienten von diesen Medikamenteninfusionen nicht mehr entwöhnt werden können, bis sie sterben. Um eine Infusion dieser Medikamente zu vermeiden, sind frühzeitige Entdeckung einer Exazerbation der CHF, erneute Schulung über Wasseraufnahme, Überprüfung der täglichen Aktivitäten, alternierende Dosierung von Medikamenten, Verbesserung der Hypoventilation insbesondere nachts zur Vermeidung einer schwerwiegenden CHF von Bedeutung.

Nitrate können begleitend zur Therapie von Thoraxschmerzen verwendet werden. Durch eine Hypokaliämie wird das Risiko für tödliche ventrikuläre

Arrhythmien bei Patienten, die Digitalis erhalten, erhöht. Ein rascher Kaliumersatz kann jedoch ebenfalls zu einem Herzstillstand führen. Tritt eine ventrikuläre Tachykardie auf, werden 50 mg Lidocainhydrochlorid intravenös injiziert.

Eine Hypoproteinämie kann mit einer Infusion von 25 Prozent Albumin (50 ml) über zwei Stunden behandelt werden, dabei muss darauf geachtet werden, dass keine Volumenüberlast für das Herz auftritt. Hochkalorische Präparate mit Glukose, Fetten, Eiweiß, Vitaminen und essentiellen Mineralien werden in geringen Mengen verabreicht (etwa 800 bis 1200 ml/Tag). H2-Blocker können zur Vermeidung von Magen- und Darmulzera verabreicht werden.

Herztransplantationen. Zu Kriterien für eine Herztransplantation bei Patienten mit idiopathischer DCM gehört eine LVEF unter 25 Prozent. Obwohl eine Herztransplantation bei mehreren gehfähigen Patienten mit Becker-Muskeldystrophie vorgenommen wurde, wurde bislang noch kein Versuch bei DMD-Kardiomyopathie unternommen.

Weitere Therapieformen. Wandständige Thromben und embolische Komplikationen einer DCM lassen sich durch Warfarin (oder Marcoumar) oder ASS vermeiden, wenn diese Medikamente nicht kontraindiziert sind. Es wird jedoch berichtet, dass bei diesen Patienten die Aufrechterhaltung therapeutischer Warfarin-Spiegel schwierig ist (Forst et al. 1998). Da bislang DMD-Patienten auch ohne gerinnungshemmende Therapie keine thrombotischen Komplikationen hatten, sollte eine Warfarin-Therapie Patienten mit kardialen Arrhythmien oder anderen medizinischen Komplikationen vorbehalten bleiben, die für embolische Phänomene prädisponieren.

Co-Enzym Q10 (Ubiquinon) hat Berichten zufolge zu einer Verbesserung der myokardialen mitochondrialen Funktion, Verhinderung einer Zellschädigung bei Myokardischämie und Reperfusion und Verbesserung einer idiopathischen DCM geführt. Es sind weitere Untersuchungen notwendig, bevor dieses freiverkäufliche Medikament routinemäßig DMD-Patienten empfohlen wird.

Zusammenfassung der Kardioprotektion

Die frühzeitige Erkennung und Therapie der DCM ist zunehmend von überaus großer Bedeutung für eine Verlängerung der Überlebenszeit von DMD-Patienten mit Kardiomyopathie (Ishikawa et al. 1995, 1999). Zum gegenwärtigen Zeitpunkt hätte eine jährliche Kontrolle der Neurohormone die bessere Kosten-Nutzen-Relation zur Überwachung einer kardialen Verschlechterung und eines Ansprechens auf die Therapie. Eine Echokardiographie kann alle ein bis drei Jahre durchgeführt werden und bei Anstieg der Neurohormone. Werden geringe LVEF, erhöhte LVDd oder hohe BNP- oder ANP-Spiegel diagnostiziert, sollten regelmäßige Überwachung und Therapie eingeleitet werden. Eine DCM sollte, auch wenn sie asymptomatisch ist, mit ACE-Hemmern und Betablockern sowie Diuretika und Digitalis behandelt werden. Eine Kardioprotektion ist definiert als Erhalt der kardialen Integrität durch Reduktion oder Prävention einer Myokardschädigung. Es sind weitere Untersuchungen notwendig, um festzustellen, ob durch eine frühzeitige Therapie bei subklinischer Kardiomyopathie eine DCM verhindert werden kann. Durch die von Giglio et al. (2003) dargestellte Ultraschall-Gewebedifferenzierung (UTC) im Echokardiogramm ist ein früherer Therapiebeginn möglich, um zu besseren Ergebnissen wie der Rückbildung und Normalisierung der LV-Größe und der systolischen Funktion zu gelangen. Wir haben außerdem mit der Erforschung einer weiteren Möglichkeit begonnen, frühe Zeichen einer Kardiomyopathie bei präklinischer DMD zu erkennen: der Messung des Ausnutzungsgrades durch Doppler-Echokardiographie. Möglicherweise würden diese Patienten, die später eine Herzinsuffizienz entwickeln werden, von einer früheren Kardioprotektion durch ACE-Hemmer und Betablocker profitieren (Towbin 2003).

6.3 Symptomatisches Management anderer Organfunktionen

Funktion des Ösophagus und Gastrointestinaltrakts

Bei DMD werden Dysphagie, abdominelle Schmerzen, Übelkeit, Erbrechen, geblähtes Abdomen, Obstipation, Invagination und Diarrhoe beobachtet. Histologisch wurden Ödeme, Atrophie und Fibrosierung der glatten Muskulatur von distalem Ösophagus, Magen, Dünndarm und Kolon beschrieben. Dies ist nicht spezifisch für die DMD, kann jedoch zu den Symptomen einer intestinalen Pseudoobstruktion und akuten Magendilatation führen, die schmerzhaft ist, die Atmung beeinträchtigt und lebensbedrohlich ist (Boland et a. 1996, Jaffe et al. 1990, Leon et al. 1986). Die Patienten mit DMD hatten verlängerte Magenentleerungszeiten (118,19 ± 32,21 Minuten) im Vergleich zu Kontrollpatienten (42,5 ± 3,4 Minuten, $p < 0{,}01$; Barohn et al. 1988). Ein signifikant höherer Prozentsatz an DMD-Patienten hatten eine nasale Stimme, Dysphagie, Schluckauf beim Essen, den Bedarf, sich während oder nach dem Essen zu räuspern, Sodbrennen und Erbrechen während oder nach den Mahlzeiten als Kontrollpatienten (Staiano et al. 1992). Schwierigkeiten bei der Nahrungsaufnahme und Symptome einer Dysfunktion des oberen Gastrointestinaltrakts (Oropharynx, Ösophagus und Magen) sind bei DMD-Patienten häufiger als bei gesunden, altersangeglichenen Kontrollprobanden (Staiano et al. 1992). Auch bei fehlenden gastrointestinalen Symptomen kann eine frühzeitige Erkennung einer gastrointestinalen motorischen Dysfunktion zu einer Therapie führen (beispielsweise mit motilitätsfördernden Medikamenten; Bensen et al. 1996). Obwohl die Inzidenz einer Magendilatation nicht sicher bekannt ist, scheinen klinische gastrointestinale Symptome mit steigendem Alter zuzunehmen (Bensen et al. 1996). Bei kardialer und/oder respiratorischer Insuffizienz werden gastrointestinale Störungen eher vorherrschend.

Ernährung und Stoffwechsel

Ballaststoffe in Nahrungsmitteln und Nahrungsergänzung und Mosapridzitrat (Gasmotin) sind hilfreich zur Prävention einer Obstipation. Hat der Patient nicht einmal täglich Stuhlgang, sollte eine Obstipation mit Laxantien wie Natrium-Picosulfat (Laxoberon), Sennosid (Pursennid) oder Senna (Alosenn) behandelt werden. Eine schwerwiegende Obstipation sollte mit Klistieren therapiert werden. Tritt ein paralytischer Ileus auf, wird Dinoprost (Protarmon F) intravenös infundiert.

Es besteht ein Teufelskreis zwischen neuromuskulären Störungen und Fehlernährung in Form von progredienter Muskelschwäche, verringerter oraler Aufnahme, Fehlernährung und reduzierter Muskelmasse und gestörter Funktion (Tilton et al. 1998). Nicht wenige Untersucher haben davon berichtet, dass sich der Energiestoffwechsel von DMD-Patienten von dem von Gesunden unterscheidet (Nishio et al. 1990, Satomura et al. 2001, Tilton et al. 1998). Dies kann Folge eines Kalorienmangels oder einer Muskeldegeneration sein (Nishio et al. 1990). Erhöhte Konzentrationen von freien Fettsäuren und Ketonkörpern können in fortgeschritteneren Stadien der DMD als Energiequellen und Substrate, durch die Muskelprotein eingespart wird, hilfreich sein (Nishio et al. 1990).

Der Ursprung des Gewichtsverlusts und der Aktivierung des sympathischen Nervensystems bei einer großen Anzahl von Patienten mit DMD nach der Pubertät ist nicht klar. Möglicherweise besteht eine latente Verschlechterung der kardio-respiratorischen Funktion. DMD-Patienten benötigen möglicherweise mehr Energie als nach ihrer täglichen Aktivität zu erwarten wäre. Es ist wichtig, dass diese Patienten ihr Körpergewicht beibehalten, damit die Verschlechterung der respiratorischen Funktion verhindert wird und das Leben verlängert wird. Liegt die prozentuale Vitalkapazität (VK) unterhalb von 50 Prozent, verstärken sich die respiratorische Anstrengung und der Energieverbrauch (Carter 1997). Den Patienten sollten insbesondere gut mit Eisen, Kalium, Eiweiß, Fett (insbesondere pflanzliches Fett), Wasser und insgesamt Kalorien versorgt werden. Die Patienten können mehrmals täglich Nahrung zu sich nehmen, bei Bedarf auch nachts. Manchmal muss bei den Patienten die hohe Kalorienaufnahme über Getränke erfolgen oder sie müssen intravenös ernährt werden. Eine akute Wasserüberlast kann bei Dehydratation zu einer Exazerbation einer latenten Herzinsuffizienz führen. Eine temporäre nasogastrale Sonde kann hilfreich sein. 15 bis 20 Prozent der Patienten mit DMD benötigen schließlich eine perkutane Gastrostomie zur Nahrungsergänzung aufgrund von Müdigkeit und Energieverbrauch durch die Nahrungsaufnahme (mit Kauen) und Dysphagie (Bach 1999).

Durch eine Schwäche der Gallenblase wird das Risiko für Gallenblasensteine erhöht (Bach 1999). Es sollte bekannt sein, dass Patienten mit fortgeschrittener DMD keine ausreichende Bauchmuskulatur für eine Abwehrspannung haben, auch bei Vorliegen eines akuten Abdomens wie bei Ileus, Appendizitis oder Gallensteinen.

Ein Diabetes mellitus kann in jüngerem Alter eine Komplikation darstellen, da die Patienten sich nicht bewegen und der Glukosemetabolismus im Muskel verringert ist. Eine Diät zur Vermeidung von Übergewicht ist von Bedeutung zum Vermeiden einer Herzinsuffizienz, eines Schlafapnoesyndroms, einer Hypoventilation bei Diabetes mellitus und von Gallensteinen.

Nierenfunktion

Eine Niereninsuffizienz kann bei Dysfunktion der glatten Muskulatur, Skoliose, Fehlernährung und sekundär durch Herzinsuffizienz und Medikamente hervorgerufen werden (Boland et al. 1996). Eine Harnverhaltung aufgrund des Unvermögens, die Blase zu entleeren, wird angegeben. Es gibt eine relativ hohe Inzidenz von Uretersteinen. Findet sich Blut im Urin oder pathologisches Sediment oder klagen die Patienten über Rücken- oder Bauchschmerzen oder Harnverhaltung, ist ein Urologe zu konsultieren.

Eine Überwachung der Kreatininclearance reicht zur Beurteilung der Nierenfunktion bei Patienten mit Myopathie nicht aus, da die Kreatinintiter bei unzureichender Muskelmasse und/oder Fehlernährung nicht signifikant ansteigen. Blut-Harnstoff-Stickstoff (BUN), Beta-2-Mikroglobulin oder der neuere Marker Cystatin-C (Kazama et al. 2002) sind bessere Indikatoren.

Medikamente zur Herztherapie oder Antibiotika können als Nebenwirkung eine Niereninsuffizienz hervorrufen.

Funktion des zentralen Nervensystems (ZNS)

Jungen mit Muskeldystrophie Duchenne haben eine spezifische kognitive Beeinträchtigung; der Intelligenzquotient (IQ) liegt durchschnittlich zwischen 85 und 90 (innerhalb des Normbereichs, jedoch unterhalb des Standards; Anderson et al. 2002). Der verbale IQ ist signifikant verringert, während der Handlungs-IQ im Normbereich liegt (Billard et al. 1992). Die Patienten haben auch schlechte Ergebnisse beim Lesen und bei einigen Gedächtnistests wie Nacherzählung von Geschichten und verbale Wiedererkennung (Billard et al. 1992). Von IQs über 130 wurde berichtet, und etwa 30 Prozent der DMD-Patienten haben eine geringfügige bis schwerwiegende klinische Beeinträchtigung (Bach 1999, Carter 1997). Der IQ bleibt mit der Zeit konstant.

Eine hochgradige Genexpression findet sich in bestimmten Regionen des Frontalhirns, die an der Regulierung des zirkadianen Rhythmus, des endokrinen Systems und an der olfaktorischen Funktion beteiligt sind (Houzelstein et al. 1992). Daher können Duchenne-Patienten unter einer endokrinen Störung, unter Störungen der zirkadianen und saisonalen Rhythmen und unter olfaktorischen Beeinträchtigungen leiden (Houzelstein et al. 1992).

Eine reaktive klinische Depression kann bei fortgeschrittener DMD auftreten. Stabile familiäre Beziehungen sowie unterstützende Sozialsysteme sind hilfreich. Eine Überweisung an einen Psychiater oder klinischen Psychologen kann notwendig sein. Antidepressiva können zur Stimmungssteigerung, Appetitanregung und bei Schlafstörungen hilfreich sein. Eine eventuell bei Familie oder Freunden vorliegende Depression sollte nicht übersehen werden und Gruppen-/Familienberatung kann hilfreich sein. Diese neueren Befunde zur Bedeutung von Dystrophin im ZNS sind wichtig für das klinische Management bei Jungen mit DMD.

Haut

Ein Dekubitus mit Schmerzen, Hautverdickung mit Verhornung, Erythem, Ulzera und Eiterbildung nimmt in fortgeschrittenen Stadien eher zu, da Druck auf dieselben Stellen ausgeübt wird und Schwierigkeiten bei der einfachen Eigenpflege der Haut bestehen. Eine Trichophytie am externen Genitale, den Füßen und Händen und eine atopische Dermatitis werden manchmal diagnostiziert. Wir sind nicht sicher, dass diese Hautprobleme mit einem Dystrophinmangel analog der anderen körperlichen Dysfunktionen zusammen hängen. Eine sorgfältige Hautpflege für den Erhalt der Sauberkeit sowie der Erhalt der Feuchtigkeit mit einer speziellen Salbe können wirksam sein.

6.4 Andere medikamentöse Therapieansätze

Kortikosteroide haben in zahlreichen Publikationen einen kurzfristig positiven Effekt bei der Behandlung der DMD zeigen können. Eine Verlangsamung des Krankheitsprozesses konnte dabei beobachtet werden (Walter et al. 2002). Bei einer Langzeittherapie sind natürlich Nebenwirkungen wie Gewichtszunahme, Muskelabbbau, Katarakt, Wasserretention etc. zu erwarten. Experten sind sich deshalb bisher über eine Steroidtherapie noch nicht einig.

Die Rolle von Kreatin hinsichtlich des Langzeiteffektes ist zur Zeit noch umstritten. Über Jahre kommt Kreatin als Nahrungszusatz bei Athleten zur Anwendung. Dies hat biochemisch zur Folge, dass das Phosphokreatin in der Muskelzelle erhöht ist (Walter & Lochmüller 2001). Dies resultiert in einer Zunahme der maximalen Muskelkraft und in einer verkürzten Muskelerholungsphase. Im Falle von Muskelerkrankunegn konnte generell ein Benefit nachgewiesen werden. Die kurzfristige Einnahme von Kreatin hat nachweislich eine positive Wirkung auf die Muskelkraft bei DMD-Patienten. Dabei sind wenig Nebenwirkungen zu erwarten. Wie der Langzeiteffekt der Kreatin-Einnahme bei DMD-Patienten aussieht, ist noch unklar.

Literatur

Anderson J. L., Head S. I., Rae C., Morley J. W. (2002). Brain function in Duchenne muscular dystrophy. *Brain* 125: 4-13.

Bach J. R., Ishikawa Y., Kim H. (1997). Prevention of pulmonary morbidity for patients with Duchenne muscular dystrophy. *Chest* 112: 1024–28.

Bach J. R. (1999). Respiratory consideration. In: *Guide to the Evaluation and Management of Neuromuscular Disease*. Philadelphia: Hanley& Belfus.

Bach J. R. (2002). *Noninvasive Mechanical Ventilation*. Philadelphia: Hanley& Belfus.

Barohn R. J, Levine E. J., Olsen J. O., Mendell J. R. (1988). Gastric hypomotility. In: Duchenne's muscular dystrophy. *N Engl J Med* 319: 15–8.

Bensen E. S., Jaffe K. M., Tarr P. I. (1996). Acute gastric dilatation in Duchenne muscular dystrophy: a case report and review of the literature. *Arch Phys Med Rehabil* 77: 512–4.

Billard C., Gillet P., Signoret J. L., Uicaut E., Bertrand P., Fardeau M., Barthez-Carpentier M.A., Santini J.J. (1992). Cognitive functions in Duchenne muscular dystrophy: a reappraisal and comparison with spinal muscular atrophy. *Neuromusc Disord* 2: 371–8.

Boland B. J., Silbert P. L., Groover R. V., Wollan P. C., Silverstein M. D. (1996). Skeletal, Cardiac, and smooth muscle failure in Duchenne muscular dystrophy. *Pediatr Neurol* 14: 7–12.

Carter G. T. (1997). Rehabilitation management in neuromuscular disease. *J Neuro Rehab* 11: 69–80.

Forst J., Forst R., Leithe H., Maurin N. (1998). Platelet function deficiency in Duchenne muscular dystrophy. *Neuromuscular disorders* 8: 46–49.

Giglio V., Pasceri V., Messano L., Pasquini L., Russo A.D., Damiani., Mirabella M., Galluzzi G., Tonali P., Ricci E. (2003). Ultrasound tissue characterization detects preclinical myocardial structural changes in cildren affected by Duchenne muscular dystrophy. *J. Am. Coll. Cardiol* 42:309-16.

Houzelstein D., Lyons G. E., Chamberstein J., Buckingham M. E. (1992). Localization of dystrophin gene transcripts during mouse embryogenesis. *The Journal of Cell Biology* 119: 811–21.

Ishikawa Y., Bach J. R., Sarma R., Tamura T., Marra S. W., Ishikawa Y., Minami R. (1995). Cardiovascular considerations in the management of neuromuscular disease. *Seminars in Neurology* 15: 93–110.

Ishikawa Y., Bach J. R., Minami R. (1999). Cardioprotection for Duchenne's muscular dystrophy. *Am Heart J* 137: 895–902.

Jaffe K. M., McDonald C. M., Ingman E., Haas J. (1990). Symptoms of upper gastrointestinal dysfunction in Duchenne muscular dystrophy: case-control study. *Arch Phys Med Rehabil* 71: 742–4.

Kang S.-W., Bach J. R. (2000a). Maximum insufflation capacity. *Chest* 113: 61–65.

Kang S.-W., Bach J. R. (2000b). Maximum insufflation capacity. Vital capacity and cough flows in neuromuscular disease. *Am J Phys Med Rehabil* 79,222–227.

Kazama J. J., Kutsuwada K., Ataka K., Maruyama H., Gejyo F. (2002). Serum cystatin C reliably detects renal dysfunction in patients with various renal diseases. *Nephron* 91: 13–20.

Leon S. H., Schuffler M. D., Keller M., Rohrmann C. A. (1986). Chronic intestinal pseudo-obstruction as a complication of Duchenne's muscular dystrophy. *Gastroenterology* 90: 455–9.

Mehta S., Hill N. S. (2001). Noninvasive ventilation. *Am J Respir Crit Care Med* 163: 540–577.

Nigro G., Comi L. L., Politano L., Bain R. J. I. (1990). The incidence and evolution of cardiomyopathy in Duchenne muscular dystrophy. *Int J Cardiol* 26: 271–7.

Nishio H., Wada H., Matsuo T., Horikawa H., Takahashi K., Nakajima T., Matsuo M., Nakamura H. (1990). Glucose, free fatty acid and ketone body metabolism in Duchenne muscular dystrophy. *Brain Dev* 12: 390–402.

Satomura S., Yokota I., Tatara K., Naito E., Ito M., Kuroda Y. (2001). Paradoxical weight loss with extra energy expenditure at brown adipose tissue in adolescent patients with Duchenne muscular dystrophy. *Metabolism* 50: 1181–5.

Staiano A., Giudice E. D., Romano A., Andreotti M. R., Santoro L., Marsullo G., Rippa P. G., Iovine A., Salvatore M. (1992). Upper gastrointestinal tract motility in children with progressive muscular dystrophy. *J Pediatr* 121: 720–4.

Tilton A. H., Miller M. D., Khoshoo V. (1998). Nutrition and swallowing in pediatric neuromuscular patients. *Seminars in Pediatric Neurology* 5: 106–115.

Towbin J.A. (2003). A noninvasive means of detecting preclinical cardiomyopathy in Duchenne muscular dystrophy? *J. Am. Coll. Cardiol.* 42:317-8.

CardiollTzeng A. C., Bach J. R. (2000). Prevention of pulmonary morbidity for patients with neuromuscular disease. *Chest* 118: 1390–1396.

Walter M. C., Lochmüller H. (2001). Novel approaches to treat muscular dystrophies. *Exp Opin Ivest Drugs* 10(4): 695–707.

Walter M. C., Pongratz D., Lochmüller H. (2002). Diagnostik und Therapie bei Muskeldystrophien. *Nervenheilkunde* 1: 17–23.

Yasuma F., Kato T., Matsuoka Y., Konagaya M. (2001). Row-a-Boat phenomenon. Respiratory compensation in advanced Duchenne muscular dystrophy. *Chest* 119: 1836–1839.

Abkürzungen	
ADL	activity of daily living Aktivitäten des täglichen Lebens
CAH	chronic alveolar hypoventilation Chronische alveoläre Hypoventilation
CHF	chronic heart failure Chronische Herzinsuffizienz
CPAP	continuous positive airway pressure Kontinuierliche Überdruckbeatmung
CTR	cardiothoracic ratio Kardiothorakales Größenverhältnis
DCM	dilated cardiomyopathy Dilatative Kardiomyopathie
EPAP	expiratory positive airway pressure Exspiratorische Überdruckbeatmung
GPB	glossopharyngeal breathing Glossopharyngealatmung
HCM	hypertrophic cardiomyopathy Hypertrophe Kardiomyopathie
IPAP	inspiratory positive airway pressure Inspiratorische Überdruckbeatmung
MAC	mechanically assisted coughing Mechanische Hustenunterstützung
MI-E	mechanical insufflation-exsufflation Mechanische Ein-Ausatmung
MIC	maximum insufflation capacity Maximale Einatemkapazität
NIV	noninvasive ventilation Nichtinvasive Beatmung
PCF	peak cough flow Hustenspitzenstoß
PVC	premature ventricular contraction Frühzeitige Ventrikelkontraktion
SIMV	synchronized intermittent mandatory ventilation Synchronisierte intermittierende bedarfsabhängige Beatmung
TIPPV	tracheostomy intermittent positive pressure ventilation Intermittierende Überdruckbeatmung über ein Tracheostoma

7 Orthopädische Behandlung

Anna K. Hell und Reinald Brunner

Im multidisziplinären Behandlungsteam von Kindern mit Duchenne-Muskeldystrophie (DMD) ist aufgrund des Symptomenkomplexes – Muskelschwäche, Kontrakturen, Gehunfähigkeit, Deformitäten der Extremitäten und der Wirbelsäule – immer auch ein Orthopäde vertreten. Ihm obliegt die Aufgabe, eine korrekte Hilfsmittelversorgung anzuordnen und zu überwachen, operative Therapiemöglichkeiten aufzuzeigen und durchzuführen und in jeder Phase der Erkrankung die optimale Funktion von Muskeln und Gelenken in Zusammenarbeit mit dem Patienten und der Physiotherapie zu erhalten.

In der Regel erfolgt die Erstvorstellung eines betroffenen Kindes beim Orthopäden nach der Diagnosesicherung durch den Pädiater. In den häufig noch frühen Phasen der Erkrankung kann dann im Verlauf die Progredienz der Erkrankung aus orthopädischer Sicht beurteilt werden, um dann frühzeitig geeignete Maßnahmen für den individuellen Patienten durchführen zu können. Durch häufige Stürze der Kinder werden Chirurgen und Orthopäden auch in Notfallsituationen und bei auftretenden Frakturen in Anspruch genommen. Ein frühzeitiger Vertrauensaufbau zu einem operativ tätigen Orthopäden ist im Hinblick auf solche Notfallsituationen vorteilhaft.

7.1 Orthopädische Diagnostik

Bei der ersten Vorstellung beim Kinderorthopäden wird die detaillierte Krankengeschichte erhoben und eine gründliche Untersuchung des Bewegungsapparates durchgeführt.

Die klinische Untersuchung umfasst neben den Eckdaten wie Größe und Gewicht besonders auch die **Inspektion** im Stehen beziehungsweise beim nicht stehfähigen Patienten im Sitzen. Hier wird besonders auf die Haltung der Wirbelsäule geachtet. Häufig findet sich in der Frühphase eine Lendenwirbelsäulenhyperlordose, nach Gehverlust eine Skoliose aufgrund von Muskelschwäche. Die bekannte Pseudohypertrophie der Wadenmuskulatur fällt durch die kugelige, kräftige Form der Waden auf. Abstehende Schulterblätter (Scapulae alatae) können ein weiteres Zeichen von Muskelschwäche darstellen.

Funktionelle Untersuchungen geben Aufschluss über das Stadium der Erkrankung. Als markante klinische Zeichen der DMD gelten die Unfähigkeit, auf einem Bein zu hüpfen, das Unvermögen zu rennen, das Aufstehen durch An-Sich-Hochklettern (Gowers-Zeichen) und das Erlangen der Sitzposition aus dem Liegen durch Seitdrehung (Forst 2000). Das Gangbild kann orientierend in der Sprechstunde beurteilt werden. Eine detaillierte Analyse kann jedoch notwendig werden und erfordert eine instrumentierte dreidimensionale Ganganalyse im entsprechend ausgerüsteten Ganglabor (Sutherland et al. 1981). Hier kann in Kombination mit Elektromyographie (EMG) die Muskelaktivierung und Gelenkfunktion analysiert werden. Typischerweise findet sich eine Vorneigung des Beckens, eine verminderte Dorsalextension des Sprunggelenkes (**Abb. 7-1**), unter Umständen mit Spitzfuß,

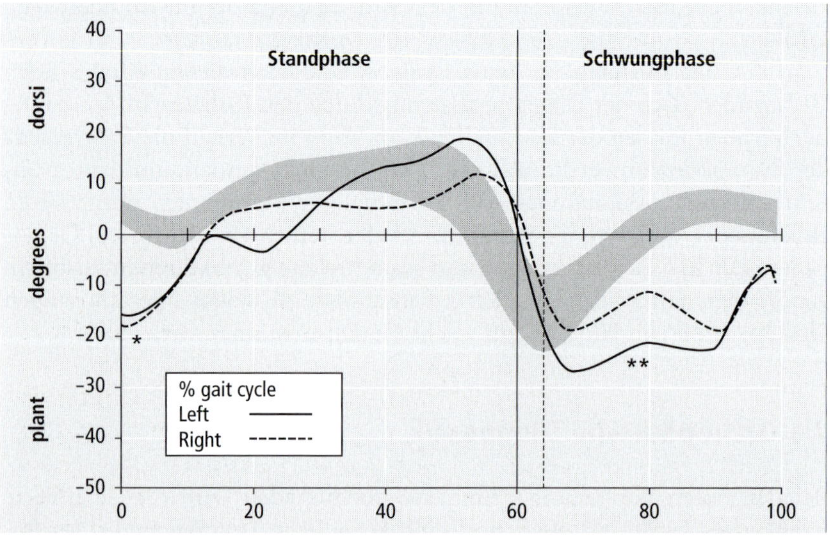

Abbildung 7-1: Ganganalysedaten eines DMD-Patienten (linke Seite mit durchgezogener Linie, rechte Seite mit gestrichelter Linie dargestellt; Normwerte als Bande eingezeichnet). Zu Beginn der Standphase erfolgt der Bodenkontakt beidseits plantigrad (*). Es folgt eine vermehrte Dorsalflexion durch Vorwärtsbewegung des Unterschenkels. In der Schwungphase zeigt sich der Fallfuß (**). Durch mangelnde Muskelkraft in der Schwungphase kann der Fuß für den Fersen-Ballen-Gang nicht richtig positioniert werden.

und eine herabgesetzte Schrittfrequenz. Eine zunehmende Insuffizienz des M. quadriceps femoris zieht eine Verschlechterung des Gangbildes nach sich (Sutherland et al. 1981). Typischerweise führt die Muskelschwäche zu einem Innenrotationsgang.

Im EMG konnte eine signifikante Zunahme der Muskelaktivität des M. gastrocnemius in der Standphase mit zunehmender Progression der Erkrankung gefunden werden (Sutherland et al. 1981). Durch die parallele Videoaufzeichnung und die errechneten kinematischen Daten kann dem Patienten und seinen Eltern anhand der Kurven aus der Ganganalyse die funktionelle Problematik sehr gut erläutert werden.

Die Erfassung des **Bewegungsausmaßes der Gelenke** erfolgt mit einem Goniometer nach der Neutral-Null-Methode. Bei DMD-Patienten steht der Verlust der physiologischen Gelenküberstreckbarkeit, d.h. die Entwicklung von Gelenkkontrakturen, im Vordergrund. Kraftverlust und Kontrakturen führen mit zunehmender Erkrankung zu einem Verlust der Geh- und Stehfähigkeit. Das Sitzen im Rollstuhl begünstigt die Entwicklung von Kontrakturen.

Bei Gelenkkontrakturen und fortschreitender Skoliose müssen in enger Abstimmung mit dem Patient, seinen Eltern und anderen betreuenden Disziplinen die geeigneten Behandlungsmöglichkeiten für die aktuelle Situation des Patienten gefunden werden.

7.2 Konservative Behandlungsmöglichkeiten

Schon frühzeitig sollten der Patient und seine Eltern an regelmäßige Krankengymnastik zur Kontrakturprophylaxe gewöhnt werden. Eine konstante Betreuung gewährleistet normalerweise eine bessere Compliance des Patienten. Veränderungen der Gelenkfunktion können frühzeitig durch den Therapeuten bemerkt werden und mit dem Orthopäden abgeklärt werden.

Im weiteren Krankheitsverlauf werden fast immer Orthesen notwendig. Hier empfehlen wir Lagerungshilfen zur Nacht, um eine Außenrotations- und Abduktionsstellung der Hüften (so genannte Froschstellung) zu vermeiden. Diese kontrakte Froschstellung führt zu übermäßigem Bedarf an Breite und bereitet dadurch Probleme beim Sitzen im Rollstuhl. Bei zunehmenden Kniekontrakturen kommen Kniestreckschienen (**Abb. 7-2**) zur Anwendung. Hier kann besser tagsüber unter Ablenkung, sonst auch nachts, eine Streckung in den Knien durch den Patienten selber trainiert und erhalten werden. In den meisten Fällen entwickeln Duchenne-Patienten einen zunehmenden Spitzfuß. Dieser kann durch eine steife Unterschenkelorthese

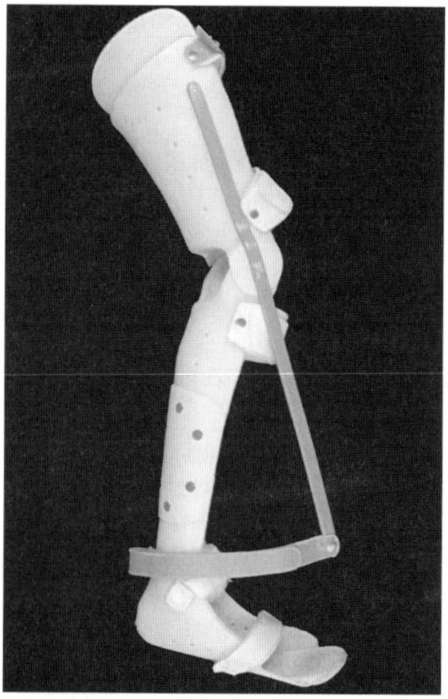

Abbildung 7-2: Streckschiene zur Behandlung von Kniebeugekontrakturen. Der Patient kann selber die Streckung im Knie trainieren beziehungsweise erhalten.

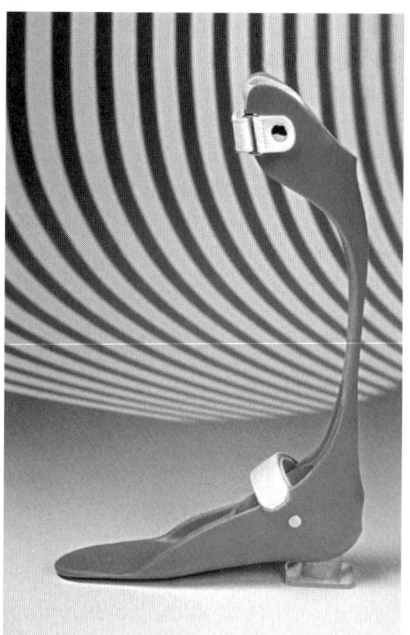

Abbildung 7-3: Modell einer steifen Unterschenkelorthese. Hierdurch kann der Spitzfuß durch entsprechende Fußbettung in der Orthese korrigiert werden.

(**Abb. 7-3**) ausgeglichen werden. Hier wird durch eine entsprechende Fußbettung die Ferse zum Boden (bei Spitzfüßen der Boden zur Ferse) gebracht. Eine Spitzfußstellung von 5 bis 10 Grad ist für den DMD-Patienten sogar vorteilhaft, da hierdurch die fehlende Muskelkraft im Triceps surae kompensiert werden kann. Bei am Boden aufgesetztem Fuß wird durch den kurzen Triceps surae das Knie in Extension gedrückt, sodass sich der Patient ohne wesentliche aktive Muskelkraft aufrecht halten kann. Wird diese funktionell notwendige Kontraktur beseitigt, kommt der Unterschenkel in Vorlage und das Knie in Flexion. Der ebenfalls befallene und schwache Quadriceps kann jetzt die Knieextension nicht mehr halten, und der Patient knickt ein und verliert Geh- und Stehfähigkeit. Die Korrektur eines Spitzfußes beim gehfähigen Duchenne-Patienten über zirka 5 Grad Plantarflexion hinaus ist deshalb kontraindiziert.

Bei fortgeschrittener Krankheit ist der DMD-Patient auf einen Rollstuhl angewiesen. Hier sollte ein elektrischer Rollstuhl mit Stehfähigkeit (so genannter Aufrichte-Rollstuhl) verordnet werden. Kann die Außenrotations-

und Abduktionsstellung der Hüften vermieden werden, muss der Rollstuhl nicht sehr breit sein. Der Rollstuhl sollte mit einem maßangefertigtem Sitzkissen beziehungsweise einer Sitzschale ausgestattet sein, um eine Stabilisation des Patienten zu gewährleisten. Zur Ermöglichung vielfältiger Tätigkeiten muss die eingeschränkte Rumpfkontrolle des Patienten durch Sitzkissen oder Sitzschale übernommen werden.

Weitere Hilfsmittel zur Erhaltung der Selbstständigkeit wie Schreibhilfen, Computer, beziehungsweise Methoden zum Lagewechsel (Stehbrett) können notwendig werden.

Der Nutzen einer Korsetttherapie bei DMD-Patienten mit Skoliose wird kontrovers diskutiert. Grundsätzlich wird durch eine konservative Behandlung die notwendige Operation hinausgezögert. Mit zunehmendem Alter verschlechtern sich aber Herz- und Lungenfunktion, und die Blutungsneigung nimmt zu. Das Anästhesie- und Operationsrisiko steigt. Gleichzeitig nimmt die Krümmung der Wirbelsäule zu und die Wirbelsäule an sich wird steifer, was den operativen Aufwand wesentlich vergrößern kann. Wir sehen deshalb das Korsett als Übergangslösung, wenn Patient und Eltern die Entscheidung zur operativen Behandlung noch nicht fällen können. Ebenso führen wir eine Korsetttherapie als Stabilisierungshilfe durch, wenn eine operative Wirbelsäulenbehandlung abgelehnt wird. Entscheidet sich eine Familie idealerweise für eine frühzeitige Wirbelsäulenoperation, wird eine Korsetttherapie unnötig. Das Korsett bei DMD-Patienten wird somit als Kompromisslösung eingesetzt.

7.3 Operative Behandlungsmöglichkeiten

Operative Behandlungsmöglichkeiten bei DMD-Patienten zielen auf eine Verbesserung der Lebensqualität und auf Erhaltung von Funktionen wie der Geh- und Stehfähigkeit hin. Operationen können nicht kausal, sondern nur präventiv beziehungsweise palliativ wirken. In detaillierten Aufklärungsgesprächen muss dies dem Patienten und seiner Familie verständlich gemacht werden. Häufig werden operative Eingriffe von der Familie zum «idealen» Zeitpunkt abgelehnt, da hier das Kind noch weitgehend symptomarm ist. Diese Problematik tritt bei der Diskussion um die operative Behandlung der Skoliose fast immer auf. Hier muss der Familie einerseits genug Zeit gelassen werden, um eine für sie akzeptable Lösung zu finden, andererseits muss vom Orthopäden klar dargelegt werden, dass der optimale Zeitpunkt unter Umständen verpasst wird, wenn die Familie allein nach klinischen Gesichtspunkten entscheidet. Wichtig ist, keine Schuldgefühle bei der Familie zu erzeugen und als Team Patient-Familie-Arzt eine annehmbare Lösung zu finden.

Präoperative Maßnahmen

In der Literatur wurden schwerwiegende Narkosekomplikationen beschrieben, was jedoch in den meisten Fällen auf Unkenntnis der Diagnose zurückzuführen war. DMD-Patienten können auf einige Anästhetika (z.B. Succinylcholin, Halothan) abnorm reagieren. Hier wurden akute Rhabdomyolyse mit Myoglobinurie beschrieben, gefolgt von akutem Nierenversagen, maligner Hyperthermie und Herzstillstand aufgrund akuter Hyperkaliämie mit Tachyarhythmie oder Bradykardie/Asystolie (Watters et al. 1977, Karpatei und Watters 1980, Sethna et al. 1986).

Bei Patienten mit DMD sollten daher im Vorfeld eine differenzierte Herz- und Lungenfunktionsprüfung, laborchemische Abklärungen und ein detailliertes anästhesiologisches Gespräch stattfinden. Mit Wissen um die Diagnose und die damit verbundene Narkoseproblematik können geeignete Medikamente gewählt werden, die unter Beachtung entsprechender Vorsichtsmaßnahmen das Narkoserisiko für Patienten mit DMD nicht erhöhen (Forst 2000).

Ein Sonderfall stellt der Eingriff an der Wirbelsäule bei fortgeschrittener Erkrankung dar. Wird in einem späten Stadium operiert, können Herz und Lunge erheblich vorgeschädigt sein. Die Blutungsneigung steigt. Durch intraoperative Volumenschwankungen kann es zu einer Dekompensation einer vorher suffizient erscheinenden kardialen Situation kommen. Dies ist ein weiteres Argument für die frühzeitige Durchführung einer Skoliosestabilisation. Der operative Eingriff bei Patienten mit DMD sollte sorgfältig unter besonderen Vorsichtsmaßnahmen geplant werden.

Operationsverfahren an der unteren Extremität

Beugekontrakturen in Hüften und Knien können durch Muskelverlängerungen operativ behandelt werden. Prophylaktische Frühoperationen vor der Ausbildung eigentlicher Kontrakturen sind für Eltern und Patienten nach unserer Erfahrung nicht nachvollziehbar. Die nach der schmerzbedingten Inaktivitätsphase notwendige Rehabilitation stellt den möglichen Benefit der Operation wieder in Frage. Bei guter konservativer Behandlung sind auch im späteren Verlauf der Erkrankung operative Korrekturen von Kontrakturen oft nicht notwendig. In Spätstadien muss ohnehin abgewogen werden, ob eine funktionell irrelevante Kontraktur nicht belassen werden kann. Je weiter die Krankheit fortgeschritten ist, umso mehr ist eine bindegewebige Fibrose vorhanden. In diesen Fällen sind intramuskuläre Verlängerungsmethoden frustran, und es kommt lediglich eine extramuskuläre Tenotomie oder ein Release zur Anwendung.

Die typische **Hüftbeugeabduktionskontraktur** wird durch den M. rectus femoris, den M. satorius, den M. tensor fasciae latae, den Tractus iliotibialis und den M. iliopsoas verursacht. In der Literatur sind verschiedene operative Techniken, wie die subkutane Tenotomie (Bach und McKeon 1991), die offene Tenotomie (Forst und Forst 1999), die Psoasverlagerung (Glorion und Rideau 1984) oder -durchtrennung beschrieben. Die Psoasverlagerung brachte jedoch nicht die gewünschten Resultate, sodass diese Operationstechnik bei DMD-Patienten wieder verlassen wurde.

Wir bevorzugen den Spinamuskelrelease bei Hüftbeugekontraktur. Über einen kleinen Hautschnitt wird die Spinia iliaca anterior superior aufgesucht. Unter Schonung des Nervus cutaneus femoris lateralis werden der M. tensor fasciae latae und der M. satorius aufgesucht und an der Spina abgetrennt. In der Tiefe werden die beiden Köpfe des M. biceps femoris aufgesucht und durchtrennt. Falls ein Eingriff am Psoas notwendig ist, kann der Hautschnitt entsprechend erweitert werden und der Muskel in der Tiefe aufgesucht werden.

Bei **Kniebeugekontrakturen** im Frühstadium der Krankheit können aponeurotische Verlängerungen der Kniebeuger notwendig werden. Hier wird über den derb zu tastenden Kniebeugersehnen ein Hautschnitt angelegt. Die Mm. membranosus und tendinosus und der M. gracilis werden durch vorsichtige Einkerbungen aponeurotisch verlängert. Im Spätstadium bleibt nur das Release der Sehnen, da typischerweise bindegewebige Fibrosen der Muskulatur vorhanden sind.

Die Indikation zur **Achillessehenenverlängerung** bei Patienten mit DMD wird von uns restriktiv gestellt. Im Gegensatz zu anderen Autoren (Forst 2000) haben wir durch detaillierte Auswertung von Ganganalysen festgestellt, dass eine mäßige Spitzfußstellung von 5 bis 10 Grad für den DMD-Patienten vorteilhaft ist. Hierdurch kann die fehlende Muskelkraft des Tricpes surae durch Vorspannung zum Teil ausgeglichen werden. Der Patient gewinnt an Stabilität. Eine Verlängerung der Achillessehne auf die Neutralstellung oder sogar eine Überkorrektur kann zum vollständigen Verlust der Gehfähigkeit führen (siehe oben). Wir favorisieren daher die Behandlung des Spitzfußes mittels Unterschenkelorthese, bei der die Fußbettung den Fuß sozusagen zum Boden bringt. Bei extremem Spitzfuß kann in Ausnahmefällen eine Verlängerung mittels Z-Plastik oder Slidingtechnik (nach Verlust der Stehfähigkeit) notwendig werden. Beim stehfähigen Patienten wird nicht auf die Neutralstellung korrigiert, sondern immer ein leichter Spitzfuß beibehalten. Operativ wird in Bauchlage über (bzw. leicht neben) der Achillessehne ein Hautschnitt anlegt. Nach Präparation bis zur Sehne wird diese distal und proximal gegenläufig eingekerbt. Es erfolgt ein «Rutschen» (Sliding) der Sehenanteile beziehungsweise eine Durchtrennung und Fixierung in der gewünschten Stellung. Postoperativ ist eine Unterschenkelgipsbehandlung für mindestens sechs Wochen nötig. Diese Ruhigstellungsphase kann für den DMD-Patienten den Verlust seiner Gehfähigkeit bedeuten. Zusammenfassend sehen wir deshalb bei DMD Kindern die Indikation zu Operationen im Fuß- und Sprunggelenksbereich nur in Ausnahmefällen gegeben.

Operationsverfahren an der Wirbelsäule

Die Indikation zur operativen Wirbelsäulenfusion und -stabilisation stellt die nachgewiesene Skoliose (Cobb-Winkel über 20 Grad) und eine Progredienz (Zunahme > 5 Grad pro 6 Monate) dar (**Abb. 7-4a**). Die definitive Gehunfähigkeit, d.h. der Beginn der Rollstuhlphase, mit gleichzeitigem Vorliegen einer Skoliose stellt eine relative Indikation dar. Zum Operationszeitpunkt sollte der Patient noch mindestens über eine forcierte Vitalkapazität (FVC) von 20 bis 30 Prozent der Altersnorm verfügen (Rideau 1987, Hopf et al. 1993, Forst 2000).

Wie eingangs erwähnt, sollte vor der Wirbelsäulenoperation der DMD-Patient sorgfältig und intensiv abgeklärt werden. Die Lungenfunktionsprüfung und kardiologische Abklärungen sind obligat. Von Eigenblutspenden sehen wir ab, da der Patient hierdurch vor der Operation zu sehr geschwächt würde. Die intraoperative Blutgewinnung mittels Cell-Saver ist sinnvoll. Vor der Operation werden Röntgenbilder der ganzen Wirbelsäule im Stehen/Sitzen und Bendingaufnahmen benötigt. Gegebenenfalls sind zusätzliche CT- oder MRI-Untersuchungen der Wirbelsäule notwendig. Hiermit kann der Eingriff detailliert präoperativ geplant werden.

Das Ziel der Operation liegt in einer Korrektur der Deformität und in der Gewinnung von Stabilität an der Wirbelsäule. Dies erfordert in allen Fällen eine Fixation von hoch thorakal bis zum Sakrum. Bei kürzerstreckigen Fixationen der Wirbelsäule führt die Progredienz des Leidens zu einem baldigen Verlust der muskulären Kontrolle über die nicht instrumentierten und damit primär beweglich gebliebenen Abschnitte der Wirbelsäule. Die Korrektur von erneut auftretenden Krümmungen in diesen nicht versteiften Arealen ist bedeutend aufwendiger, da ein Teil der Wirbelsäule bereits versteift und instrumentiert ist. Die Versteifung der Wirbelsäule kann die Gehfähigkeit kompromittieren, doch tritt die progrediente Skoliose typischerweise erst nach Verlust der Gehfähigkeit auf.

Die Fixation am Becken wird mit der Galveston-Technik erreicht. Hierdurch lässt sich auch der Beckenschiefstand korrigieren. Zur Fixation der

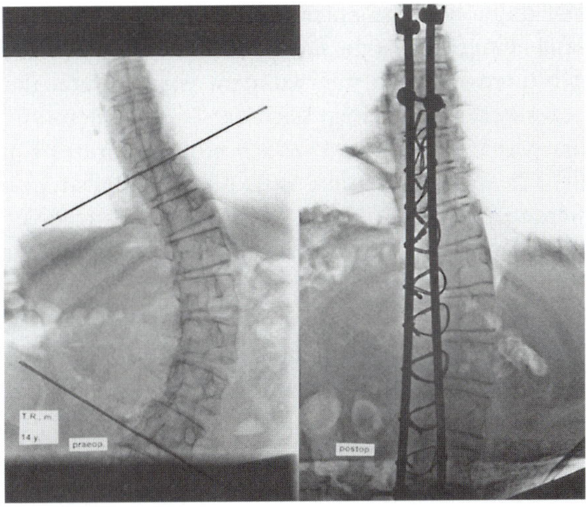

Abbildung 7-4a/b: Links das radiologische Bild einer Skoliose eines Duchenne-Muskeldystrophie-Patienten. Der Skoliosewinkel nach COBB ist eingezeichnet. Rechts das radiologische Ergebnis nach Wirbelsäulenoperation mittels Luque-Technik und distaler Fixation im Becken mittels Galveston-Technik.

Wirbel wählen wir die Luque-Technik (Luque 1977) zur operativen Behandlung der neuromuskulären Skoliose. Hierbei werden Drahtschlingen auf jeder Wirbeletage sublaminär eingeführt und an vorgebogenen paraspinal liegenden Stäben fixiert. Thorakal erfolgt eine Stabilisation am Ende des Stabes mittels Pedikelhaken. Durch Transversalkräfte wird die Wirbelsäule aufgerichtet beziehungsweise begradigt (**Abb. 7-4b**).

Der operative Eingriff an der Wirbelsäule bei DMD-Patienten birgt neben den allgemeinen Operationsrisiken (Blutung, Infektion, Gefäß-, Nervenschäden etc.) das Risiko neurologischer Verletzungen, der Pseudarthrosenbildung im lumbosakralen Übergang und des Metallbruchs beziehungsweise Lockerung. Zusätzlich bestehen erhöhte kardiopulmonale Risiken, welche durch Blutverlust und Volumenschwankungen begünstigt werden.

Die operative Wirbelsäulenstabilisation bei DMD-Patienten verbessert die Lebensqualität, da sie dauerhaft eine aufrechte Haltung sicherstellt und dadurch die Arme frei zu gebrauchen sind. Dies ermöglicht eine relativ freie Armbeweglichkeit zu Beginn der Rollstuhlphase. Das optische Erscheinungsbild wird ebenfalls verbessert.

Postoperative Phase

DMD-Patienten müssen postoperativ früh mobilisiert werden. In den ersten postoperativen Tagen steht eine intensive Atemtherapie im Vordergrund. Der DMD-Patient sollte intensiv physiotherapeutisch betreut werden und möglichst schnell aus dem Bett mobilisiert werden. Längere Immobilisationszeiten gehen mit einem irreversiblen Funktionsverlust einher. Dieses

Defizit kann oftmals nicht mehr aufgeholt werden. Besonders nach Wirbelsäuleneingriffen ist die Frühmobilisation essentiell. Hat der Patient die Phase der Intensivstation überwunden, wird unverzüglich mit der Mobilisation begonnen. Diese erfolgt nach der Luque-Operation ohne Korsett. Bei fragilen Verhältnissen kann jedoch ein temporäres Korsett eingesetzt werden. Bei schlanken Patienten muss die Weichteilsituation sorgfältig beobachtet werden.

In der postoperativen Phase stellt sich nach anfänglichen Mühen für den Patienten und seine Familie die Verbesserung der Lebensqualität heraus. Glorion (1987) konnte bei allen Patienten nach operativer Wirbelsäulenstabilisation eine ganztägige Sitzfähigkeit mit Verbesserung der Lebensqualität feststellen.

Literatur

Bach J. R., McKeon J. (1991). Orthopaedic surgery and rehabilitation for the prolongation of brace-free ambulation of patients with Duchenne muscular dystrophy. *Amer J Phys Med Rehabil* 70: 323–331.

Forst R., Forst J. (1995). Importance of lower limb surgery in Duchenne muscular dystrophy. *Arch Orthop Trama Surg* 114: 106–111.

Forst R. (2000). *Die orthopädische Behandlung der Duchenne-Muskeldystrophie.* Stuttgart/New York: Enke/Thieme.

Glorion B., Rideau Y. (1984). La Chirurgie orthopédique précoce dans la Dystrophie de Duchenne de Boulogne. *Ann Pédiat* 31: 154–160.

Glorion B. (1987). Luque segmental spinal instrumentation for DMD patients. In White B.P. (ed.): *Surgical Treatment of the Spinal Deformities in Neuromuscular Diseases.* Paper of the EAMDA Workshop by the Belgian Neuromuscular Group, October 1987, Brüssel/Belgien.

Hopf C., Forst R., Stürz H., Carstens C., Metz-Stavenhagen P. (1993). Indikation zur Operation bei kongenitalen und neuromuskulären Skoliosen. *Dtsch Ärztebl* 90A: 2845–2852.

Karpati G., Watters G.V. (1980). Adverse anaesthetic reactions in Duchenne dystrophy. In: Angelini C., Danieli G.A., Fontanari D. (eds.): *Muscular Dystrophy Research: Advances and New Trends.* Excerpta Medica, Amsterdam, Oxford, Princeton, pp. 206–217.

Luque E. R. (1977). Segmental correction of scoliosis with rigid internal fixation. *Orthop Trans* 1: 136–137.

Rideau Y. (1987). *New Therapeutic Propositions in Muscular Dystrophy.* Update in Muscle Diseases, Hammersmith Hospital London.

Sethna N. F., Rockoff M. A. (1986). Cardiac arrest follwing inhalation induction of anaesthesia in a child with Duchenne´s muscular dysthrophy. *Can Anaesth Soc J* 33: 799–802.

Sutherland D. H., Olshen R., Cooper L., Wyatt M., Leach J., Mubarak S., Schultz P. (1981). The pathomechanics of gait in Duchenne muscular dystrophy. *Develop Med Child Neurol* 23: 3–22.

Watters G., Karpati G., Kaplan B. (1977). Post-anaesthetic augmentation of muscle damage as a presenting sign in three patients with Duchenne muscular dysthrophy. *Can J Neurol Sci* 4: 228.

8 Pflegerische Betreuung

Michael Guegel

Die X-chromosomal vererbte Muskeldystrophie Duchenne (DMD) stellt die häufigste Muskelsystemerkrankung im Kindesalter dar. Sie betrifft einen von zirka 3500 männlichen Neugeborenen. Trotz des Wissens um den ursächlichen Gendefekt ist es noch nicht gelungen, eine kausale Therapie zu entwickeln. Dies bedeutet für die Betroffenen und deren Angehörige eine Zukunft mit immer stärker werdenden Einschränkungen, zahlreichen palliativen Eingriffen und einer deutlich verminderten Lebenserwartung.

Ziel der Pflege ist es, sowohl den Patienten als auch die Eltern soweit zu unterstützen, zu beraten und zu begleiten, dass diesen ein Höchstmaß an Lebensqualität ermöglicht wird. Was im jeweiligen Fall Lebensqualität bedeutet, ist eng verbunden mit der Frage, was therapeutisch getan und was nicht getan werden sollte. Diese Frage kann nicht generell beantwortet werden, sondern muss jedes Mal und vielfach auch im Verlauf immer wieder neu diskutiert und beraten werden. Die jeweilige Antwort auf diese Frage stellt dann auch eine Richtschnur für pflegerisches Handeln dar.

Die pflegerische Betreuung eines an Muskeldystrophie Duchenne erkrankten Patienten erstreckt sich über viele Jahre. Die meiste Zeit ist davon lebt der Patient zu Hause. Zu welchem Zeitpunkt und in welchem Umfang professionelle Pflege in Anspruch genommen werden muss, möchte ich im folgenden erläutern.

Zur besseren Veranschaulichung teile ich den Verlauf der Erkrankung in mehrere Phasen ein. Der Übergang von einer Phase zur nächsten kann von Patient zu Patient unterschiedlich sein. In dem einen oder anderen Fall treten die phasentypischen Probleme früher oder später auf, beziehungsweise sie verlaufen stiller oder fulminanter.

Zusätzlich zur körperlichen Problematik hat eine Erkrankung dieser Art selbstverständlich auch Auswirkungen auf die soziale Integration des Betroffenen und seiner Angehörigen. Die Familien und ihre Mitglieder sind völlig anderen Problemen und Hindernissen im Alltag ausgesetzt als ihr direktes

Umfeld. Das Kind und seine Eltern merken sehr früh, dass sie den in einer Leistungsgesellschaft geltenden Normen und Erwartungen nicht entsprechen können. Dies hat Auswirkungen auf das Familiensystem und die psychosoziale Entwicklung der betroffenen Kinder und Jugendlichen.

Die pflegerische Betreuung findet größtenteils im häuslichen Umfeld statt und stellt an die Pflegenden andere Anforderungen als im Krankenhaus. Für die Familien bedeutet dies, dass ihre Privatsphäre durch Anwesenheit von Pflegepersonen gestört wird.

Schließlich wird es in diesem Kapitel noch um den Aspekt der Sterbebegleitung gehen. Der frühzeitige Tod, der in Anbetracht der Unheilbarkeit der Erkrankung stets drohend im Hintergrund steht, wirft seinen Schatten auch auf das tägliche Leben. In der letzten Phase der Erkrankung wird er jedoch zu dem allein bestimmenden Aspekt, dem sich alles und jeder unterordnen muss. Die Anforderungen an Pflege in solchen Grenzsituationen gehen weit über das Maß des allein theoretisch Erlernbaren hinaus und erfordern Erfahrung und eine große Bereitschaft, sich und die Situation zu reflektieren.

Die folgenden Ausführungen stützen sich wesentlich auf das Selbstpflege-Konzept. Der Begriff **Selbstpflege** ist fest verbunden mit der Pflegetheorie von D. Orem. Sie versteht darunter:

> Selbstpflege ist die Handlung von reifen und heranreifenden Personen, die Fähigkeiten entwickelt haben, sich selbst in ihrer jeweiligen Situation zu versorgen. … Selbstpflege ist zielgerichtet. Es ist eine Handlung, die Muster und Sequenzen hat und, wenn sie effektiv ausgeführt wird, auf spezifische Weise zur menschlichen strukturellen Ganzheit, zum menschlichen Funktionieren und zur menschlichen Entwicklung beiträgt. (Orem 1997, S. 112 ff.)

Unter **Selbstpflegekompetenz** lässt sich vereinfacht ausgedrückt die Fähigkeit verstehen, den eigenen momentanen und zukünfigen Selbstpflegebedarf zu ermitteln, zu erkennen und daraus geeignete Schritte und Maßnahmen abzuleiten (ebd., S. 235).

Dependenzpflege ist

> …die kontinuierliche, gesundheitsbezogene, personenorientierte regulierende und entwicklungsbedingte Betreuung, die von den zuständigen Erwachsenen für Säuglinge und Kinder oder für Erwachsene mit gesundheitlichen Einschränkungen geleistet wird. (ebd., S. 9)

Unter Dependenzpflegekompetenz ist die Fähigkeit zu verstehen, Dependenzpflegeerfordernisse zu erkennen und zu erfüllen (ebd., S. 264).

8.1 Phasenverlauf

In der Regel verläuft die DMD in folgenden Phasen (vgl. Kap. 8.3):

Phase 1: Die Erkrankung wird diagnostiziert, der Patient fällt durch gewisse Schwächen auf.
Phase 2: Erste Einschränkungen sind vorhanden, können jedoch noch größtenteils kompensiert werden.
Phase 3: Der Patient muss sich ersten Palliativ-Operationen unterziehen, die Krankheit hat bereits Auswirkungen auf die Selbstpflege des Patienten.
Phase 4: Eine Ateminsuffizienz setzt ein, dadurch häufen sich bronchiale Infekte.
Phase 5: Die Ateminsuffizienz wird stärker, während der Nacht werden Atemhilfen eingesetzt.
Phase 6: Der Zustand wird existentiell immer bedrohlicher, und geht schließlich in die Sterbephase über.

In jeder dieser Phasen gilt es, den speziellen Bedarf an Pflege zu ermitteln, um den Patienten einerseits die notwendige Unterstützung zukommen zu lassen, sie andererseits jedoch nicht in eine noch Abhängiger zu machen. Das bedeutet, dass die Frage nach der Selbstpflegekompetenz des Erkrankten bei der Frage nach dem individuellen Pflegebedarf oberste Priorität haben muss. Der Aspekt der Selbständigkeit steht an erster Stelle, sollte aber trotzdem nicht zu stark forciert oder überkompensatorisch behandelt werden. Es gilt ganz genau zu beobachten und aus dem Verhalten, der Körpersprache und verbalen Äußerungen abzuschätzen, wie groß die Belastung in der jeweiligen Situation ist, um einerseits schädigende Überforderung zu vermeiden und andererseits bestehende Ressourcen nicht verkümmern zu lassen.

Im Falle eine Krankenhausaufenthaltes spielt die Integration der Eltern/Angehörigen eine sehr wichtige Rolle. Integration wird hier im Sinne des «Herstellens einer Einheit aus Differenziertem» (Duden 1982) verstanden, d.h. Kompetenzen und Wissen der Eltern werden als gleichwertig betrachtet und in pflegerische Überlegungen ebenbürtig mit einbezogen. Da in der Regel der Großteil der Versorgung im häuslichen Milieu geregelt und übernommen wird, haben sich hier bereits Rituale und Gewohnheiten entwickelt, die es gilt, soweit möglich, beizubehalten, zu unterstützen, oder durch Anregungen weiter zu entwickeln.

Der Aspekt der Entlastung der Angehörigen sollte nicht außer Acht gelassen werden. Wenn die Dependenzpflegefähigkeit der Familie nicht mehr ausreicht, bedarf es der professionellen Pflege. Diese übernimmt dann vorübergehend die Dependenzpflege, bis das System «Familie» wieder stabilisiert ist und sich die Angehörige wieder in der Lage sehen, die notwendigen pflegerischen Handlungen selbst zu übernehmen. Dies ist vor allem dann von Bedeutung, wenn der Patient weitere Geschwister hat; ob diese nun gesund oder ebenfalls erkrankt sind. Im Falle weiterer Erkrankter käme dies natürlich erschwerend hinzu.

Man sollte sich beim Erstkontakt viel Zeit für eine ausführliche Pflegeanamnese nehmen. Sie sollte eine Situationsbeschreibung der Betroffenen sowie die Erfassung der Selbst- und Dependenzpflegekompetenz enthalten. Somit kann auf den Patienten und seine Angehörigen gezielter und individueller eingegangen werden. Die Eltern können in ihren Reaktionen besser verstanden und Missverständnisse vermieden werden, die in der Regel auf mangelnde beziehungsweise falsche Informationen zurückzuführen sind.

8.2 Soziale Auswirkungen

Jungen mit DMD fallen bereits zu Beginn der sozialen Integration (Kindergarten) durch Entwicklungsverzögerungen auf. Schon in diesem frühen Stadium sind sie mit ihren körperlichen Fähigkeiten hinter denen ihrer Altersgenossen zurück. Dass es sich hierbei nur um Verzögerungen (z.B. auch Sprachentwicklung) handelt, sollte allen Beteiligten (Eltern, ErzieherInnen, Eltern anderer Kinder, etc.) bekannt sein, um Missverständnisse zu vermeiden und möglichen Ausgrenzungen entgegen zu wirken. Zum anderen kann bei einigen an DMD erkrankten Jungen eine Sprachstörung im Sinne einer Verarbeitungsstörung komplexer Anweisungen vorliegen (Hinton 1998). Dies sollte bei der Unterstützung und Ausbildung der Selbstpflegekompetenz berücksichtigt werden.

Bereits sehr früh erlebt sich der an DMD erkrankte Junge als weniger leistungsfähig und belastbar als seine Altersgenossen und Freunde. Die Frage nach Grund und Ursache kann im Kleinkind- und Vorschulalter (nach Piaget: Zeit der präoperationalen Phase) durchaus Gefühle von Schuld hervorrufen («Krankheit als Bestrafung»).

Später erschweren die vielen Krankenhausaufenthalte die Integration in die Schule und den Aufbau eines Freundeskreises. Meistens sind die aufgesuchten Fachärzte nicht direkt vor Ort, sodass die betroffenen Familien auch durch lange und beschwerliche Fahrten belastet werden.

Trotz aller Hindernisse sollte versucht werden, eine möglichst gute soziale Anbindung zu erreichen. Dies kann zum einen über Aufklärung und zum anderen durch Auswahl zum Beispiel einer rollstuhlgerechten weiterführenden Schule erreicht werden.

Eine sehr große Herausforderung, vor allem für die Familie, stellt sich ab dem Moment, in dem den betroffenen Jungen klar wird, dass sie eine Krankheit haben, die zumindest heutzutage noch nicht geheilt werden kann und die in ihrem Verlauf mit immer stärker werdenden Beeinträchtigungen und Abgrenzungen einhergeht, schließlich mit einem frühzeitigen Tod endet.

Um der Entwicklung der Persönlichkeit nicht noch weitere Hindernisse in den Weg zu legen, sollten Entscheidungen stets gemeinsam mit dem Betroffenen und nicht über seinen Kopf hinweg getroffen werden. Eine Schwierigkeit stellt hier mit Sicherheit die im Vergleich zu Gleichaltrigen stärkere Abhängigkeit von den Eltern und deren erhöhtes Verantwortlichkeitsgefühl dar.

Die psychosexuelle Entwicklung verläuft in der Phase der Pubertät wie bei Gleichaltrigen. Die Einschränkungen durch die Krankheit sind jedoch teilweise schon so weit fortgeschritten, dass sexuelle Kontakte zu gleichaltrigen Mädchen ein zu hohes Maß an Verständnis vom Gegenüber und ein starkes Selbstwertgefühl des betroffenen Jungen erfordert.

8.3 Spezifische Probleme im Verlauf der Erkrankung

Geburt bis 3. Lebensjahr: Diagnosestellung und erste Auffälligkeiten

Neugeborene mit DMD sind vollkommen unauffällig. Sie durchlaufen im Regelfall die ersten 18 Monate ihre Lebens ohne irgendwelche sichtbaren Einschränkungen. Ab dem zirka 18. Lebensmonat können erste Entwicklungsverzögerungen festgestellt werden; hier ist vor allem das Laufenlernen zu nennen. Die Jungen lernen (bis zu 6 Monate) später laufen und fallen dann durch häufiges Stolpern auf. Es fällt ihnen schwer, sich aus Rücken- oder Bauchlage aufzurichten. Treppensteigen wird ebenfalls nicht auf die gleiche Art bewältigt wie bei ihren Altersgenossen. Es fällt auf, dass sie ihre muskuläre Schwäche durch Ausweichstrategien kompensieren, zum Beispiel verstärkter Einsatz der Arme mit Hilfe eines Geländers.

In der Klinik kommen wir Pflegende mit den Familien erstmals in Kontakt, wenn es gilt, die Diagnose zu stellen. Dies reicht von Maßnahmen wie Blutentnahmen, EMG, Sonographie bis zu Muskelbiopsien.

Diese Phase ist vor allem von großer Unsicherheit und Ängsten der Eltern gekennzeichnet. Mit einem Schlag verändert sich die gesamte Lebensplanung. Nicht nur der Erkrankte selber wird aus der Bahn geworfen, sondern alle Personen des Familienverbandes, wie Eltern und Geschwister.

Je nach Nähe des Kontaktes können auch Großeltern von der Diagnose direkt betroffen sein. In dieser Situation kommt es nun darauf an, den Eltern Gesprächsbereitschaft für ihre Fragen zu signalisieren und weitergehende Hilfe, wie Seelsorger, Psychologen oder Sozialarbeiter anzubieten.

Die Förderung und der Erhalt vorhandener Fähigkeiten des Patienten stellt meist kein Problem dar, da Kinder dieser Altersgruppe ihrem Bewegungsdrang spielend nachkommen.

3. bis 6. Lebensjahr: erste, noch kompensierte Einschränkungen

In dieser Phase kommt es selten zu Krankenhausaufenthalten. Zum Teil werden den Kindern orthopädische Schienen zur Kontrakturenprophylaxe angepasst, die sie Nachts tragen müssen. Hierbei kommt es vor allem auf das korrekte Anlegen an. Dies kann von einer erfahrenen Pflegekraft oder aber dem herstellenden Orthopädiemechaniker vermittelt werden. Generell kommt es zu einer zunehmenden Schwäche der Muskelkraft, die jedoch in der Regel noch nicht interventionsbedürftig ist. In einigen Fällen können jedoch bereits jetzt erste Operationen zur Kontrakturkorrektur notwendig werden, worauf ich im nächsten Abschnitt ausführlich eingehen werde.

6. bis 10. Lebensjahr: Palliativ-Operationen und Beeinträchtigung der Selbstpflege

Die Kontrakturen nehmen zu, und die ersten Operationen zur Sehnenverlängerung (z. B. Achillessehne) werden erforderlich.

In der ersten postoperativen Phase muss bereits mit krankengymnastische Übungen zum gezielten Durchbewegen der Gelenke (bzw. auch bei pflegerischen Tätigkeiten wie Waschen, Bekleiden etc.) begonnen werden, um möglichen weiteren Kontrakturen entgegenzuwirken. Ebenfalls muss eine Dekubitusprophylaxe (Deutsches Netzwerk für Qualitätsentwicklung in der Pflege 2002) durchgeführt werden, da DMD-Erkrankte ein hohes Dekubitusrisiko tragen. Auch der Pneumonieprophylaxe kommt nun verstärkte Bedeutung zu.

Durch die Sehnenkontrakturen sowie die operativen Eingriffe kommt es in dieser Phase vielfach zu Schmerzen. Eine gute Schmerztherapie hängt auch von der betreuenden Pflegekraft ab, da sie den Patienten kontinuierlich versorgt, ihn direkt befragen kann und seine Stimmungsschwankungen einzuordnen weiß. Trotzdem kann eine standardisierte, von pflegerischer wie ärztlicher Seite akzeptierte Überwachungs- und Behandlungsstrategie dem Patienten sehr entgegenkommen, da hierdurch eine objektive Verlaufs- und Beobachtungsdokumentation geschaffen wird, die für jeden nachvollziehbar und in ihren Maßnahmen überprüfbar ist.

Ab dem zweiten bis dritten Tag hat die rasche Mobilisation oberste Priorität. Die Kinder sollten aufstehen und erste Gehübungen machen, da die frühe Mobilisation einem beschleunigten Fortschreiten der Erkrankung entgegen wirkt. Es darf jedoch nicht zu einer Überbeanspruchung kommen.

Da die Jungen aufgrund ihrer verminderten körperlichen Bewegung und der Cortison-Therapie zu Gewichtszunahme neigen, sollte auf eine möglichst fettarme Ernährung geachtet werden.

10. bis 14. Lebensjahr: beginnende Ateminsuffizienz und Häufung bronchialer Infekte

Die Muskelkraft nimmt weiter ab und es kommen neue Kontrakturen hinzu, sodass auch in diesem Stadium Kontraktur-Operationen nötig sind (s.o.).

Für zuhause bekommt der in seiner Gehfähigkeit stark eingeschränkte Patient oftmals lange Gehschienen, die ein Gehen aus der Hüfte heraus ermöglichen, zumindest solange Becken- und Rumpfmuskulatur noch ein Sich-Aufrichten zulassen. Dies schafft größere Selbständigkeit, da für mobilitätsabhängige Tätigkeiten (Waschen, Toilette etc.) nicht die Unterstützung anderer erforderlich ist.

Gleichzeitig ist nun ein elektrischer Rollstuhl für den Alltag zuhause, aber vor allem in der Schule erforderlich.

Durch die große Einschränkung der Bewegungsfähigkeit und das immer seltener werdende Gehen kommt es nun zu Skoliosen der Wirbelsäule, was zusätzlich zur generell abnehmenden Muskelkraft negative Auswirkungen auf die Atmung hat. Deswegen sind auch in diesem Stadium im Falle eines Krankenhausaufenthaltes eine rasche Mobilisation und möglichst viele, wenn auch kurze Phasen der Komplettaufrichtung wichtig.

Die Pneumonieprophylaxe wird jetzt immer wichtiger, da zum einen die Muskelschwäche, zum anderen die veränderten Skelettbedingungen eine freie und tiefe Atmung erschweren und behindern. Oft fehlt die Kraft zum Abhusten, sodass hier ebenfalls unterstützende Maßnahmen eingeleitet werden müssen.

Für die Eltern bedeutet dies, dass sie durch das Pflegepersonal und die Krankengymnasten in atemunterstützenden Maßnahmen unterwiesen und angeleitet werden müssen.

Lageveränderungen durchzuführen wird für den Betroffenen immer anstrengender und kostet ihn immer mehr Überwindung. Aus diesem Grund ist nun auch eine gezielte Lagerung von großer Wichtigkeit. Ziel der Lagerung sollte zum einen eine Druckentlastung besonders gefährdeter Körperstellen sein, zum anderen eine Unterstützung und Erhaltung der Restbeweglichkeit. Da mit der verminderten Eigenbewegung zwangsläufig früher oder später auch ein Verlust der Körperwahrnehmung einhergeht, ist es erforderlich, den Akt des Lagerns auch zu nutzen, um dem Patienten ein Gefühl für seinen Körper und seine Möglichkeiten zu vermitteln. Aus diesem Grund empfiehlt es sich auch, auf sehr weiche, hohe Matratzen zu verzichten, da in ihnen der Körper zu stark einsinkt und zu wenig Widerstand spürt. Dies führt zu erschwerten Bedingungen, was das Lagern selbst angeht. Bereits kleine Lageveränderungen, die eine enorme Entlastung darstellen können, sind kaum durchzuführen. Außerdem geht die Eigenwahrnehmung in sehr kurzer Zeit fast vollständig verloren, da der Patient sich selber und seine Grenzen nicht mehr spürt.

Es kann auf zu weichen Matratzen ebenfalls nicht gelingen, den Patienten so zu lagern, dass seine Rest-Mobilität erhalten bleibt und unterstützt wird. Dies wird auch unter dem Aspekt wichtig, das der Patient später einen Großteil des Tages im Bett verbringen muss und es durch gezielte Lagerung gelingen kann, diese Einschränkung etwas zu kompensieren.

Diesen beiden Seiten des aktiven Lagerns wird das von F. Hatch und L. Maietta entwickelte Handlungskonzept der Kinästhetik gerecht (aus dem griech. *kinesis* = Bewegung und *aisthesis* = Empfindung, Wahrnehmung). «Kinästhetik basiert auf Forschungsergebnissen der Verhaltenskybernetik, auf der Feldenkraismethode und auf Erkenntnissen aus dem modernen Tanz.» (Bauder-Mißbach 2000). Mittels Kinästhetik kann es gelingen, dass der Patient seine Ressourcen erfährt, die noch vorhandenen eigenen Funktionen und Bewegungsabläufe besser zu koordinieren lernt, Veränderungen bewusster wahrnimmt und sowohl mit sich selbst als auch mit seiner Umgebung in bewusste Beziehung tritt. Das Konzept ist weit mehr als nur eine Technik, um den Patienten ressourcenoptimiert und präventiv zu lagern. Es ermöglicht sowohl den Pflegenden als auch dem Patienten, sowohl vorhandene Ressourcen besser wahrzunehmen und zu nutzen, als auch eine nonverbale Kommunikation zwischen den Beteiligten und ihrer Umgebung aufzubauen und somit eine intensive Verbindung zu schaffen.

12. bis 18. Lebensjahr: zunehmende Ateminsuffizienz, nächtliche Atemhilfen

Nun ist das Stadium der fast vollständigen Bewegungsunfähigkeit und einer massiven Einschränkung der Atemfunktion erreicht. Es gilt nun zu entscheiden, ob eine maschinelle Atemhilfe benötigt wird. Dies trifft anfangs vor allem für die Nacht zu.

Ob eine Unterbeatmung (sprich Minderversorgung mit Sauerstoff und Anstieg des Kohlendioxidgehaltes im Blut) vorliegt, lässt sich zum einen über eine kapilläre Blutgasanalyse bestimmen. Da diese Möglichkeit zu Hause aber meist nicht möglich ist, möchte ich hier die wichtigsten Symptome des nächtliche Sauerstoffmangels durch Unterbeatmung aufzählen:

- Schlaflosigkeit
- Alpträume
- Appetitlosigkeit
- Gewichtsabnahme
- nächtliche Unruhe
- erhöhte Infektanfälligkeit
- verstärkte Müdigkeit tagsüber
- Abnahme der Konzentrationsfähigkeit.

Berichten Eltern von den oben genannten Symptomen, sollten sie auf jeden Fall dazu aufgefordert werden, den behandelnden Kinderarzt aufzusuchen, um weitere Schritte einzuleiten.

Eine Möglichkeit der Atemunterstützung stellt eine nCPAP Beatmung dar (*nasal continuous positive airway pressure*). Hierzu wird über eine Nasenmaske mittels eines Beatmungsgerätes (Druckluftgenerator) ein kontinuierlicher Überdruck abgegeben. Dieser Überdruck erleichtert nun zum einen die Inspiration und hält zum anderen die Atemwege in der Expiration offen und sorgt für eine bessere CO_2 Auswaschung.

Ein besonderes Augenmerk sollte auf die Maske gerichtet sein. Ihre Passform ist besonders zu beachten, da viele Nebenwirkungen und Störungen auf eine nicht optimal angepasste Maske zurückzuführen sind. Zu erwähnen wären hier besonders: Hautirritationen (Rötung bis Druckstellen), Bindehautentzündungen durch Maskenleck, allergische Reaktionen auf das Material der Maske, Materialverhärtung im Laufe der Zeit, vor allem des Maskenrandes, sowie ein unzureichend einstellbares Haltesystem.

Oftmals genügt es nicht, nur eine Maske eines Anbieters in verschiedenen Größen zu testen, sondern es empfiehlt sich, auf verschiedene Anbieter zurückzugreifen, um eine für den Patienten optimale Maske zu finden. Weitere Probleme sind der ständige, relativ hohe Geräuschpegel, abhängig vom Beatmungsgerät und dem PEEP-Ventil, sowie die Bewegungseinschränkung des Kopfes durch die Maske. Der Einsatz eines nächtlichen Beatmungsgerätes ist also mit weiteren Einschränkungen verbunden, wenngleich es dem Patienten tagsüber auch ein Stück Lebensqualität zurückgeben kann.

Werden die Erschöpfungsphasen auch am Tag anhaltender, kann es durchaus auch erforderlich sein, tagsüber mittels eines Mundstückes kurze Perioden der CPAP-Unterstützung anzubieten.

Zusätzlich zu dieser maschinellen Unterstützung muss aber auch in dieser Phase auf gute Atemgymnastik und atemunterstützende Übungen geachtet werden. Da die Kraft zum Abhusten des Sekrets immer geringer wird, stellt die zunehmende Schleimproduktion für viele Jungen ein massives und vor allem lebensbedrohliches Problem dar. Hier wäre es von Vorteil, ein Beatmungssystem mit integrierter, erwärmbarer Atemluftanfeuchtung einzusetzen, um den Schleim etwas lockerer zu machen und ein Austrocknen der Schleimhäute von Mund und Nase zu vermeiden.

Gehen ist für die Erkrankten nun kaum noch möglich, sie sind vollständig auf einen Rollstuhl angewiesen. Dies sollte zum einen ein elektrischer Rollstuhl sein, der es ermöglicht auch größere Strecken zurückzulegen. Für den häuslichen Gebrauch ist ein manueller Rollstuhl, der um einiges leichter und damit in der Wohnung besser zu steuern ist von großer Wichtigkeit. Durch das ständige Sitzen kommt es nun natürlich zu weiteren Veränderungen des Skelettapparates. Um dem ein wenig entgegenzuwirken, sollte der Rollstuhl zum einen einzeln verstellbare Fußstützen und zum anderen eine möglichst elektrisch veränderbare Neigung der Rückenlehne zulassen, da dies für die Jungen die einzige Möglichkeit darstellt, ihre Sitzposition selbständig zu verändern. Zur weiteren Entlastung sollte die Rückenlehne mitsamt Sitz nach hinten geklappt werden können. Ein entsprechendes Gurtsystem sollte ebenfalls individuell angepasst und den entsprechenden Anforderungen gerecht werden.

Kommt es in dieser Phase zu Skoliose-Operationen stellt die Beatmung beziehungsweise die Entwöhnung davon die größte Herausforderung dar. Besonders geachtet werden sollte auf hygienisch einwandfreien Umgang um eine Superinfektion auf ein meist vorbelastetes Bronchialsystem zu vermeiden. Auch während dieser Zeit sind atemtherapeutische Übungen unbedingt erforderlich.

Sollte die nächtliche Beatmungstherapie nicht mehr ausreichend sein um eine adäquate Versorgung mit Sauerstoff sicherzustellen, oder aber diese Form der Beatmung keineswegs toleriert werden, da sie teilweise als äußerst unangenehm empfunden wird, wäre es möglich durch eine Tracheotomie eine gewisse Erleichterung anzubieten. Dies sollte aber auf jeden Fall in der Entscheidung des einzelnen verbleiben, da dieser Schritt auch für die Zukunft weit reichende Folgen hat.

Hat sich der Betroffene für eine Tracheotomie entschieden, muss in der stationären Folgezeit den Eltern der Umgang mit einem Tracheostoma und die pflegerische Versorgung beigebracht werden:

Dies umfasst das Wechseln der Fixierung («Bändchenpflege») mit Reinigung der Haut von Hals und Stomie, deren Beurteilung und die Auswahl geeigneter Pflege-/Desinfektionsmittel; außerdem die Fähigkeit, die Trachealkanüle im verordneten Zeitraum sicher und selbständig zu wechseln. Zudem müssen sie selbstverständlich in der Lage sein auf entsprechende Komplikationen gezielt und wirkungsvoll reagieren zu können.

Die Tracheotomie ermöglicht ein endotracheales Absaugen, das heißt, der produzierte Schleim kann direkt aus der Luftröhre (Trachea) abgesaugt werden und muss vom Patienten mittels geeigneter Atemtechniken und mechanischer Unterstützung nur bis oberhalb der Bifurkation transportiert werden, was eine gewisse Erleichterung darstellt. Dies sollten die Eltern sicher beherrschen. Ebenso sollten sie zum einen die veränderte akustische Qualität der Atmung beurteilen können und daraus dann einen bestehenden Absaugbedarf ermitteln oder gar die sekretbedingte Verlegung der Kanüle erkennen können. Sie sollten sicher sein im Umgang mit dem jeweiligen Absauggerät und der Wahl geeigneter Absaugkatheter.

Bei der Auswahl der benötigten Geräte sollte vom Bedarf des Patienten ausgegangen werden. Muss sich um mobile oder stationäre Geräte handeln?

Zum jetzigen Zeitpunkt wird die Notwendigkeit einer professionellen pflegerischen Unterstützung für zuhause offensichtlich.

Ab dem 18. Lebensjahr: Zustand wird existentiell immer bedrohlicher, Übergang in Sterbephase

Die muskulären Verhältnisse sind nun in der Regel so schlecht, dass selbst Bewegungen der kleinen Muskeln (Hände, Finger) eingeschränkt sein können. Die Kontrolle des Kopfes fällt zunehmend schwerer, und der Bedarf an mechanischer Atemunterstützung wächst bis zur vollständigen Beatmungsabhängigkeit. Schluckbeschwerden können die Nahrungsaufnahme stark behindern beziehungsweise soweit einschränken, dass nur noch flüssige Nahrung verabreicht werden kann.

Selbstpflegehandlungen wie waschen, anziehen, etc. müssen komplett durch Dritte übernommen werden, d.h. nun ist das Stadium der vollständigen Abhängigkeit erreicht. Dies sollte aber nicht dazu führen, anstehende Entscheidungen ebenfalls durch Dritte vornehmen zu lassen. Da die Pflegebedürftigkeit aufgrund muskulärer Schwäche zustande kommt und keinerlei mentale Retardierung damit einher geht, ist der Betroffene sehr wohl in der Lage, Entscheidungen, die maßgeblich sein eigenes Leben betreffen, selbständig zu fällen. Dies betrifft nicht nur Bereiche des täglichen Lebens wie Kleiderwahl, Nahrung, Radioprogramm, Schulausbildung, Universität, Berufswahl etc., sondern auch Fragen der Notfallversorgung und weiter gehenden sozial-psychologischen Betreuung. Die Frage der Notfallversorgung kann auch in einer rechtlich bindenden Form (Patientenverfügung) geschehen.

Rückt schließlich der Zeitpunkt des Abschieds deutlich näher, kommt auf die betreuenden Personen (z.B. ambulanter Pflegedienst) die Aufgabe der Sterbebegleitung zu. Dies umfasst sowohl die Betreuung der Angehörigen wie auch des Sterbenden selbst. Erleichternd ist es, wenn sich die betroffenen Personen bereits über einen längeren Zeitraum hinweg kennen. Sollte diese letzte Phase in einem Krankenhaus eintreten, gilt es einen entsprechenden Rahmen zu schaffen, der einen würdevollen Tod ermöglicht. Hiermit ist die Zimmerwahl, der Umgang mit Besuchsregeln, eine mögliche Freistellung der versorgenden Pflegenden von weiteren Aufgaben, Anbieten professioneller Unterstützung durch Seelsorger oder Psychologen etc. gemeint.

8.4 Professionelle Betreuung im häuslichen Umfeld

Die Betreuung chronisch kranker Kinder im häuslichen Umfeld stellt vielfach vollkommen neue und andersgelagerte Anforderungen an die jeweilige Pflegekraft als in einem Krankenhaus. Sie unterscheidet sich zum einen schon dadurch, dass nun die Pflegenden in einen fremden Bereich eintreten und sich Gegebenheiten ausgesetzt sehen, die für sie im Vorfeld meist nicht abzuschätzen sind. Dieses Verlassen einer Sicherheit gebenden und bekannten Umgebung wird normalerweise von Eltern geleistet, wenn sie mit ihrem Kind ein Krankenhaus aufsuchen. Für die Eltern kommt nun ein Fremder in den normalerweise abgeschirmten Bereich «Zuhause» und wird somit zu einem, wenn auch nur vorrübergehenden, Teil des Systems Familie. Allein daraus wird deutlich, dass hier die Bezugspflege, d.h. die kontinuierliche Betreuung durch ein oder zwei gleich bleibende Pflegekräfte gewährleistet werden sollte. Aus dem Wort Bezugspflege wird aber noch etwas anderes deutlich, nämlich der Aufbau einer Beziehung. Erst diese Beziehung zwischen Pflegekraft, Familienangehörigen und Patient ermöglicht eine Akzeptanz der Überschreitung der häuslichen Privatsphäre, die durch die Erkrankung und den daraus entstehenden Pflege- und Unterstützungsbedarf notwendig wurde. Die Betreuung kranker Kinder/Jugendlicher bedarf einer noch stärkeren Einbindung des gesamten Familienverbandes als in der Klinik. Als Grundlage für diese neuen Herausforderungen kann die Theorie der Familien- und Umweltbezogenen Pflege von Marie-Luise Friedemann (1996) dienen. Dies wird auch in der Studie von Köhlen et al. (1999) deutlich.

Ausgangslage des systemtheoretischen Ansatzes von Friedemann ist der Wunsch des Menschen angstfrei zu sein. Dies erreicht er, indem er mit sich und seiner Umwelt in einem harmonischen und stimmigen (kongruenten)

Verhältnis steht. Hierzu entwickelt jeder individuelle, ihm eigene und mögliche Strategien. Gelingt es dem Einzelnen nicht, diese Stimmigkeit aus eigener Kraft wieder herzustellen, benötigt er Hilfe von außen. Auch hier ist der Ansatzpunkt professioneller Pflege zu sehen, die in diesem Fall versuchen sollte, das systemische Gleichgewicht des Einzelnen wieder herzustellen und damit eine Form von Gesundheit zu ermöglichen. Der Gesundheitsbegriff sollte weiter gefasst werden als nur auf körperliche und geistige Unversehrtheit bezogen. Denn trotz einer Behinderung kann und sollte der Einzelne durchaus ein Gefühl von Gesundheit entwickeln, um für sich ein inhaltsvolles Leben zu konstituieren. Grundvoraussetzung hierfür ist wiederum gelungene Kommunikation. Diese stellt die Beziehung zur Umwelt her und ermöglicht ein Netzwerk, indem der Einzelne Zuwendung, Bestätigung und Autonomie erfährt.

Für chronisch Kranke (im körperlichen Sinne) bedeutet dies, dass das Maß ihres subjektiven Wohlbefindens von dem sie umgebenden Netzwerk an Beziehungen abhängt und ihre Gesundheit entsprechend fördern beziehungsweise einschränken kann.

Was bedeutet dies für die Pflege? Die alleinige Betreuung des unmittelbar Betroffenen muss auf sein engstes soziales Gefüge, meist die Familie, erweitert werden, um Gesundheit zu erhalten bzw. anbahnen zu können. Störungen im System Familie haben zwangsläufig immer auch Auswirkungen auf die einzelnen Mitglieder. Für die häusliche Krankenpflege stellt dies eine besondere Herausforderung dar, da sie unmittelbar mit der Familie in Kontakt kommt und somit auch die Interaktion der einzelnen Familienmitglieder erlebt. Inwieweit die einzelnen Pflegenden selber aktiv werden oder aber entsprechende Schritte einleiten um Hilfe durch Dritte zu ermöglichen, hängt von ihrem Erfahrungs- und Ausbildungsstand ab.

Die Form der Beratung (vgl. Piazza 2001) sollte einen nichtdirektiven Charakter haben, d.h. die Problemlösung sollte durch gemeinsame Überlegung und Betrachtung gefunden und nicht von außen bestimmt werden. Es zeigt sich also, dass die reine Betreuung des chronisch Erkrankten nicht ausreicht, um ein längerfristiges Maß an Gesundheit und Selbstpflegekompetenz zu ermöglichen (Köhlen et al. 1999).

8.5 Sterbebegleitung

> Lange saßen sie dort und hatten es schwer,
> doch sie hatten es gemeinsam schwer,
> und das war ein Trost.
> Leicht war es trotzdem nicht. *(Astrid Lindgren)*

Tod und Sterben sind Themen, die in unserer Gesellschaft weitgehend verdrängt und tabuisiert werden. Es erscheint, als könnte Schweigen diesen Teil des Lebens beiseite schieben.

Normalerweise sind Kinder Träger von Hoffnung und Zukunft. Wie aber müssen Eltern empfinden, die bereits sehr früh mit der Endlichkeit des Lebens ihrer Kinder konfrontiert werden und den Prozess des Sterbens über lange Zeit begleiten müssen? Die mit ansehen müssen, wie ihre Kinder von Jahr zu Jahr «weniger» werden, wie sie von Jahr zu Jahr, von Tag zu Tag schwächer werden und bei vollem Bewusstsein ihrem viel zu frühen Tod entgegensehen, entgegenleben.

Diese Situation wird begleitet von einer Vielzahl von Ängsten, Hoffnungen, Trauer und Wut. Diesen Gefühlen kann sich keine der in die Betreuung integrierten Personen entziehen.

Der eigentliche Prozess der Sterbebegleitung zieht sich über mehre Wochen und Monate hin. Hier ist es von großer Hilfe, wenn sich die Beteiligten bereits in früheren Jahren kennen gelernt haben und eine Beziehung zueinander besteht.

Die Vorteile einer Sterbebegleitung zu Hause sind vielfältig, zum Beispiel der Verbleib in der vertrauten Umgebung, was Sicherheit, Trost und Geborgenheit bietet. Der Tagesrhythmus kann soweit möglich aufrecht erhalten werden und ist nach wie vor selbstbestimmt. Alle Familienmitglieder nehmen an dem Prozess teil, was vielfach für Geschwisterkinder besonders wichtig im Hinblick auf die spätere Verarbeitung des Geschehenen ist. Die Privatsphäre gibt Angehörigen die Möglichkeit, sich leichter zurückzuziehen, und bietet einen geschützteren Rahmen für Konflikte und Gespräche.

In der Regel findet die Begleitung zu Hause statt, es gibt jedoch auch Eltern und Betroffene, die sich von sich aus dafür entscheiden, diese Phase im Krankenhaus zu durchschreiten. Unabhängig davon, an welchem Ort die Sterbebegleitung stattfindet, sollten die Wünsche des Sterbenden und seiner Angehörigen im Vordergrund stehen.

Die Pflegenden sind nicht nur mit den Gefühlen des Patienten konfrontiert, sondern auch mit denen der Angehörigen und ihren eigenen.

Elisabeth Kübler-Ross (1987) hat die Phasen des Sterbens folgendermaßen eingeteilt:

1. Phase: Nichtwahrhabenwollen und Isolierung
2. Phase: Zorn
3. Phase: Verhandeln
4. Phase: Depression
5. Phase: Zustimmung

Kaum jemand wird diese Phasen exakt so durchlaufen. In der Erfahrung zeigt sich, dass manche Phasen kaum wahrzunehmen sind, andere sich vermischen und überschneiden. Es erleichtert jedoch den eigenen Umgang mit Sterbenden, sich mit dieser Einteilung auseinander gesetzt zu haben, und erleichtert das gegenseitige Verstehen und ermöglicht einem somit den Zugang zu den Gefühlen des Betroffenen.

Folgenden Ängste der Eltern lassen sich ebenfalls in den meisten Familien wiederfinden (Student 1992):

- die Angst vor dem Alleinsein mit ihrem sterbenden Kind
- die Angst, die auftretenden Schmerzen nicht lindern zu können
- die Angst vor eigener Überforderung
- die Angst vor Fragen des Kindes
- die Angst, Partner oder Geschwister zu überfordern
- die Angst, vom Partner allein gelassen zu werden
- die Angst vor den letzten Tagen und Stunden, wenn das Kind komatös ist und die Kontaktaufnahme nicht mehr möglich ist.

Auch für die Betreuenden selber stellt die Begleitung von Sterbenden und ihren Angehörigen immer wieder eine Grenzsituation dar, die einen mit sich und den eigenen Ängsten konfrontiert. Es tauchen Fragen auf, Angst und Verunsicherung, wie mit den Emotionen der Betroffenen umzugehen ist; die Sorge das «Richtige» zu tun; Unschlüssigkeit, wo die Grenze zwischen notwendiger Vertrautheit und professioneller Abgrenzung zu ziehen ist. Diese Fragen sind nicht generell zu beantworten, und das «generell Richtige» Verhalten wird es nicht geben. Jede Situation ist anders und bedarf, um ihre Eigenständigkeit zu bewahren, auch ihren speziellen Rahmen und ihr eigenes Vorgehen. Dass man immer wieder in Neues, Unbekanntes vordringt, ist es auch, was die Begleitung von Sterbenden so schwierig und anspruchsvoll macht. Voraussetzung ist die Bereitschaft, sich mit dem Sterbenden, den Angehörigen und sich selber auseinander zu setzen und in einem ehrlichen und offenen Umgang miteinander zu kommunizieren. Es kann durchaus Gründe geben, dass dies der betreuenden Pflegekraft nicht möglich ist. Sie sollte dann die Betreuung jedoch an andere abgegeben können.

Erleichtert werden kann diese Grenzsituation Sterbebegleitung durch unterstützende Rahmenbedingungen. Hier wäre vor allem an Supervision, Austausch im Team und interdisziplinäre Teambesprechungen zu denken. Im Vorfeld sollten Schulungen und Fortbildungen zu diesem Thema angeboten und genutzt werden.

Trotz der Individualität des Sterbens gibt es ein paar Grundsätze, die beachtet werden sollten (Glanzmann & Bergsträßer 2001):

- Aufrichtigkeit: den Tod nicht tabuisieren, sondern verbalisieren
- Fragen offen und ehrlich beantworten
- Gegenfragen stellen: «Wie stellst du dir das vor?»
- märchenhafte und unklare Umschreibungen vermeiden
- nicht das Gefühl vermitteln, man wisse alles über Sterben und Tod
- Gefühle zeigen
- Fragen und Signale aufnehmen und versuchen, ins Gespräch zu kommen, jedoch nichts erzwingen.

Viele Jugendliche scheuen sich davor, mit ihren Eltern das Thema Tod und Sterben anzusprechen, um sie zu schützen. Dies sollte aber nicht darüber hinweg täuschen, dass sie selber sehr genau wissen, wie es um sie steht. Vielfach suchen sie sich ihre Gesprächspartner außerhalb des engsten Familienkreises. Daraus wird deutlich, wie wichtig es ist, dem Sterbenden zu signalisieren, dass man für ein Gespräch offen und bereit ist und sich entsprechend viel Zeit und Ruhe dafür nimmt.

8.6 Schlussbemerkung

Die Erkrankung an der Duchenne'schen Muskeldystrophie geht mit progredienten Einschränkungen einher. Pflegenden muss es gelingen, den situativen Selbstpflegebedarf des Patienten, seine Selbstpflegekompetenz und die Dependenzpflegekompetenz der Angehörigen zu analysieren und zu erfassen. Daraus kann dann der Umfang und das Ausmaß der Pflegeleistungen abgeleitet werden. Es genügt nicht, den Patienten ohne seine Angehörigen zu betrachten. Denn nur in ihrer Gesamtheit, als System Familie gesehen kann das Ziel des Erhalts oder der Wiederherstellung von Lebensqualität erreicht werden. Die Anforderungen an Pflegende und deren Kompetenzen leiten sich sowohl vom jeweiligen Einsatzort (Krankenhaus, ambulanter Dienst) als auch der jeweiligen Phase der Erkrankung ab. Da die Heilung nicht der Focus sein kann, von dem aus der Patient mit seinen Problematiken betrachtet werden kann, muss der Blick auf den Erhalt und den nutzbringenden Einsatzes bestehender Ressourcen gerichtet sein.

Den besonderen Herausforderungen, die durch die Erkrankung und ihre Auswirkungen entstehen, kann mit Hilfe einer theoriegeleiteten Pflege – hier sei nochmals auf die Selbstpflegedefizittheorie von D. Orem und dem systemtheoretischen Ansatz von M.-L. Friedemann hingewiesen – bewusst und gezielt reagiert werden.

Literatur

Bauder-Mißbach H. (2000). *Kinästhetik in der Intensivpflege.* Schlütersche.

Bürgin D. (1981). *Das Kind, die lebensbedrohliche Erkrankung und der Tod.* Bern: Hans Huber.

Deutsches Netzwerk für Qualitätssicherung in der Pflege (Hrsg.) (2002). *Expertenstandard Dekubitusprophylaxe in der Pflege.* Osnabrück: Fachhochschule.

Duden (1982). *Fremdwörterbuch*, Mannheim/Wien/Zürich: Duden.

Feldenkrais M. (1978). *Bewusstheit durch Bewegung.* Frankfurt a.M.: Suhrkamp.

Friedemann M.-L. (1996). *Familien- und Umweltbezogene Pflege.* Bern: Hans Huber.

Glanzmann G., Bergsträßer E. (2001). *Begleitung von sterbenden Kindern und Jugendlichen.* Schaffhausen: Anja.

Hinton V. (1988) *Cognitive Skills in Boys with DMD and BMD.* G. H. Sergievsky Center & Departement of Neorology, Columbia University, N.Y.

Holoch E., Gehrke U., Knigge-Demal B., Zoller E. (1999). *Lehrbuch Kinderkrankenpflege.* Bern: Hans Huber.

Köhlen C., Beier J., Danzer G. (1999). Ein Stückchen normales Leben. *Pflege* 12: Bern: Hans Huber.

Kübler Ross E. (1987). *Interviews mit Sterbenden.* Stuttgart: Kreuz.

Kübler Ross E. (1990). *Kinder und Tod.* Zürich: Kreuz.

Orem D. E. (1997). *Strukturkonzepte der Pflegepraxis.* Wiesbaden: Ullstein Medical.

Parsch K. (1999). *Pflege in der Orthopädie.* Stuttgart: Kohlhammer.

Piazza di S. (2001): Beratung in der Kinderkrankenpflege. *Pflege* 14: Bern: Hans Huber.

Student J.C. (1992). *Im Himmel welken keine Blumen.* Freiburg: Herder Spektrum.

9 Physiotherapie

Marianne Hofmann und Lukas Böni

Die Vorstellung des folgenden Behandlungskonzepts basiert auf unserer mehrjährigen Erfahrung als PhysiotherapeutInnen im Mathilde-Escher-Heim in Zürich, einem Wohn- und Schulheim für Kinder, Jugendliche und junge Erwachsene mit neuromuskulären Erkrankungen, vor allem Morbus Duchenne. Wir wollen aufgrund unserer Beobachtungen und praktischen Erfahrungen einen Leitfaden abgeben, wie mit Duchenne-Patienten gearbeitet werden kann. Wir sind überzeugt, dass die Arbeit in einem interdisziplinären Rahmen, wie ihn ein Heim bildet, exemplarischen Charakter für die Rolle der Physiotherapie im Umgang mit Duchenne-Patienten hat. Besonders denjenigen unter Ihnen, welche nur vereinzelt Duchenne-Patienten behandeln, hoffen wir, so ein Gesamtbild des Krankheitsverlaufs mit den notwendigen Interventionen aufzeichnen zu können.

Bei Duchenne-Patienten haben wir es mit einem komplexen Krankheitsbild zu tun, welches durch die Progredienz permanenter Veränderung unterworfen ist. Es ist uns ein Anliegen, einerseits unsere Ideen und Behandlungsvorschläge weiterzugeben, andererseits wollen wir aber auch Mut machen, nach neuen, manchmal unkonventionellen Lösungen zu suchen.

In jedem Fall bedeutet die physiotherapeutische Arbeit mit Duchenne-Patienten eine Herausforderung.

9.1 Physiotherapeutisches Behandlungskonzept

Im Laufe der vergangenen Jahre haben wir ein Behandlungskonzept entwickelt, welches auf unseren Beobachtungen und praktischen Erfahrungen mit Duchenne-Patienten aller Altersstufen beruht. Dieses Konzept ist gewachsen an den Fragen, die sich uns in der alltäglichen Arbeit mit Duchenne-Patienten stellen. Es ist deshalb auch nicht abgeschlossen, sondern offen für neue Erkenntnisse und Entwicklungen.

Wir verfolgen das Ziel, für jeden einzelnen Patienten ein Maximum an Lebensqualität anzustreben und seine Selbständigkeit und Selbstbestimmung zu fördern. Folgende Kriterien sind für uns maßgebend: größtmögliche Mobilität und Eigenaktivität, Schmerzfreiheit, gute Funktion von Atmungs- und Verdauungsorganen und Herz-Kreislauf.

Ein wichtiger Aspekt für eine erfolgreiche, d.h. effektive Behandlung, ist die Kooperation des Patienten. Darum nehmen wir seine Bedürfnisse ernst und fordern ihn dazu auf, diese in der Therapie auch zu äußern. Wir versuchen, die Ideen und Wünsche der Patienten in der Behandlung umzusetzen. Besonders bei den Kindern ist es wichtig, dass die Therapie nicht unter Zwang erfolgt, sondern dass Bewegung als etwas Lustvolles erlebt wird.

Eine der wichtigsten Erkenntnisse ist für uns, dass es einer engen *Zusammenarbeit mit Spezialisten* aus verschiedenen Fachbereichen bedarf, um den vielfältigen Anforderungen gerecht zu werden. Dazu gehören unter anderem: die Eltern und Betreuungspersonen, der orthopädische Chirurg, der Hausarzt, der Pneumologe, die Orthopädietechniker, die Ergotherapie und die Lungenliga, sofern die Patienten Atemhilfsgeräte benutzen. Der Transfer von Know-how, regelmäßige Information und Instruktion für Eltern und Betreuungspersonen sind Bestandteil dieser Zusammenarbeit. Wir PhysiotherapeutInnen verstehen uns in diesem System als Drehscheibe, welcher eine vermittelnde und koordinierende Funktion zwischen Patient, den Eltern und Spezialisten zukommt.

In der praktischen Umsetzung arbeiten wir nach einem *Modell*, welches im Folgenden vorgestellt wird.

Ein wichtiges Arbeitsinstrument ist die *Verlaufsdokumentation* anhand eines funktionellen Index (siehe Kap. 8). Dieser erleichtert uns die interdisziplinäre Kommunikation über die Progressivität des Krankheitsverlaufs und des momentanen Zustands des Patienten.

Das Behandlungsmodell

Als Orientierung für die physiotherapeutische Behandlung und die notwendigen Interventionen dient uns ein Modell. Wir betrachten drei Krankheitsstadien nach funktionellen Kriterien. In jedem dieser Stadien steht ein funktionelles Hauptproblem im Fokus unserer Arbeit (**Tab. 9-1**).

Im Bewusstsein, dass diese Einteilung in Stadien schematisch erfolgt und die Grenzen von einem zum nächsten Stadium fließend sind, glauben wir, dass es uns hilft, die Übersicht zu behalten und uns nicht im Detail zu verlieren. Haben wir es doch mit eindeutigen Zäsuren im Leben eines Duchenne-Patienten zu tun: Gehverlust, operative Eingriffe, Dringlichkeit einer Nachtbeatmung. Das Behandeln nach einem solchen Modell lohnt sich vor allem

Tabelle 9-1: Stadien und physiotherapeutische Interventionen.

	Stadium 1	Stadium 2	Stadium 3
Alter ungefähr	bis 10. Lebensjahr:	11.–18. Lebensjahr:	ab 18. Lebensjahr:
Fokus	Gehfähigkeit	Skoliose Sitzprobleme	Atemschwäche und Verdauungsprobleme Schmerzprophylaxe
Behandlungs-schwerpunkte			
Aktivierung	Ganzkörper	Ganzkörper	Ganzkörper
Kontrakturen	untere Extremität	Stamm	Schultergürtel
	Arme	Arme/Hand	Hand
Atmung	Training	Sekretmobilisation	Atelektaseprophylaxe
Geräte	Atemtrainer	bei Indikation nächtliche Beatmung	bei Indikation auch Tagesbeatmung
Operationen	untere Extremität	Wirbelsäule	Keine
Geräte	Atemtrainer	bei Indikation nächtliche Beatmung	bei Indikation Beatmung tagsüber
	aktive Stehhilfen	passive Stehhilfen	
Lagerung	Erholung über Mittag	Entlastung im verstellbaren Elektrorollstuhl	Erholung Atelektase- und Dekubitusprophylaxe

in der Hinsicht, dass alle Duchenne-Patienten, chronologisch gesehen, dieselben Stadien mit den entsprechenden funktionellen Problemen durchlaufen. Die Orientierung an diesem Behandlungsmodell erleichtert Entscheidungen und die Einleitung notwendiger Maßnahmen. Es soll aber deutlich darauf hingewiesen werden, dass dieses Modell nicht mehr als ein Leitfaden sein kann und keinesfalls ein starres Behandlungsmuster darstellen soll. Es versteht sich von selbst, dass die verschiedenen Maßnahmen bei Bedarf auch stadienübergreifend angewendet werden.

Duchenne-Patienten verlieren mit zunehmendem Alter an Körpereigenaktivität. Den größten Teil ihres Lebens werden sie sitzend im Rollstuhl verbringen. Zudem nimmt die Möglichkeit von Bewegungserfahrung und die körperliche Selbständigkeit kontinuierlich ab. Deshalb ist die *Ganzkörperaktivierung* während sämtlichen Stadien wichtiger Bestandteil der Therapie.

Das Hauptproblem beim Duchenne-Patienten ist die progrediente, globale Kontrakturbildung. Die daraus resultierenden Funktionsstörungen umfassen den gesamten Bewegungsapparat, die Atmung, den Herzkreislauf und die Verdauungsorgane. Das Ziel, die Kontrakturbildung zu verzögern und positiv zu beeinflussen, steht im Zentrum unserer Arbeit. Wir sprechen von *Kontrakturmanagement*, da es einer ganzen Reihe von Maßnahmen für die Kontrakturprophylaxe und die Behandlung von schon bestehenden Kontrakturen bedarf. Entsprechend dem funktionellen Hauptproblem werden die Körperstrukturen schwerpunktmäßig behandelt. Es fehlen die zeitlichen Ressourcen, um allen Gelenken gleichzeitig dieselbe Aufmerksamkeit zu schenken.

Die *Atemtherapie* bildet nebst Ganzkörperaktivierung und Kontrakturmanagement einen der drei großen Pfeiler in der physiotherapeutischen Behandlung. Die angewendeten Techniken verändern sich entsprechend dem Krankheitsverlauf.

Im Folgenden werden die drei Stadien und die entsprechenden Schwerpunkte vorgestellt.

Die Altersangaben können in einzelnen Fällen um mehrere Jahre von den genannten Zahlen abweichen.

Stadium 1: bis zirka 10. Lebensjahr. Fokus: Gehfähigkeit

Behandlungsschwerpunkte:
- Ganzkörperaktivierung (siehe Kap. 9.2)
- Kontrakturmanagement: Beine, Arme (siehe Kap. 9.3)
- Atemtherapie: Aktivierung (siehe Kap. 9.6).

Die Ganzkörperaktivierung macht in diesem Stadium einen großen Teil der gesamten Behandlung aus. Das Kind soll möglichst viele Bewegungs- und Spielerfahrungen machen können.

Im Rahmen des Kontrakturmanagements streben wir eine Verbesserung der Funktion der unteren Extremitäten an. Es wird das Ziel verfolgt, die Streckung im oberen Sprunggelenk, im Knie- und Hüftgelenk sowie die Aufrichtbarkeit des Beckens möglichst lange zu erhalten, um somit den Kindern das Gehen und Stehen zu ermöglichen.

Bei deutlichen Zeichen von Kontrakturen wird dieses Ziel zusätzlich durch chirurgische Eingriffe angestrebt. Sehnenverlängernde Eingriffe auf ein bis drei Etagen (Fuß, Knie und Hüfte) werden im Idealfall vor dem Verlust der Gehfähigkeit durchgeführt. So besteht die Chance, dass das Kind weiterhin gehfähig bleibt.

Die Abgabe eines Handrollstuhls erfolgt noch vor Verlust der Gehfähigkeit, d. h. zu einem Zeitpunkt, wo sich das Kind zwar noch auf den Füßen fortbewegen kann, die Ermüdbarkeit und Sturzgefahr die Sicherheit des Kindes jedoch gefährden.

Fokus Gehfähigkeit:

- intensive Bewegungstherapie, Steh- und eventuell Gehtraining
- manuelle Therapie zur Verbesserung des intraartikulären Gelenkspiels der unteren Extremitäten und des Ellbogengelenks
- Anpassung eines Handrollstuhls
- konsequentes Stehtraining (zwei- bis dreimal täglich)
- bei deutlichen Zeichen von Kontrakturen Diskussion einer eventuell Operation: Die Eltern werden vom orthopädischen Chirurgen über Pro und Kontra eines chirurgischen Eingriffs informiert; interdisziplinärer Entscheidungsprozess über Zeitpunkt und Art des operativen Eingriffs
- postoperativ je nach Eingriff kurze oder lange Gipsschienen zur Streckung der Knie-/Fußgelenke während sechs Wochen, möglichst 24 Stunden, abnehmbar während der Therapie.

Im weiteren Verlauf wird auf Orthesen verzichtet zugunsten eines konsequenten Stehtrainings. Die intensive Bewegungstherapie wird weitergeführt.

Bei der Frage, ob die Gehfähigkeit mittels operativen Eingriffen verlängert werden soll, spielt die *Motivation des Patienten* eine entscheidende Rolle. Manche Kinder ziehen es im kritischen Stadium des beginnenden Gehverlustes vor, den Handrollstuhl zu benützen, weil sie sich darin sicherer fühlen und sich schneller fortbewegen können. Viele Kinder wollen in diesem Stadium nicht mehr gehen. Die Akzeptanz des Rollstuhls ist für das Kind oft viel unproblematischer als für die Eltern.

So sollte bei der Entscheidung für eine Operation in erster Linie das Ziel, die *Stehfähigkeit* zu verlängern, angestrebt werden.

Stadium 2: vom 11. bis 18. Lebensjahr. Fokus: Skoliose

Behandlungsschwerpunkte:

- Ganzkörperaktivierung (siehe Kap. 9.2)
- Kontrakturmanagement: Stamm, Arme/Hände (siehe Kap. 9.3)
- Atemtherapie: Sekretmobilisation (siehe Kap. 9.6).

Mit Beginn der Rollstuhlphase nehmen die Kontrakturen der Wirbelsäule und somit die skoliotische Verkrümmung und die Sitzprobleme oft in rasantem Tempo zu.

Eine Zunahme der Skoliose können wir mit Bewegungstherapie nicht verhindern. Unser Ziel in dieser Phase ist es darum, optimale Bedingungen im Hinblick auf eine operative Stabilisierung der Wirbelsäule zu schaffen. Will man mit der Operation eine möglichst physiologische Stellung der Wirbelsäule erreichen, sind zwei Faktoren maßgebend: erstens die Wahl des optimalen Zeitpunktes für eine Operation und zweitens eine gute Beweglichkeit der Wirbelsäule und der Hüftgelenke in die Streckung.

Durch die zunehmende Immobilisation und die veränderten Raumverhältnisse im Brustkorb besteht eine erhöhte Infektionsgefahr der Atemwege und somit eine vermehrte Anschoppung von Sekret, welches die Patienten nicht selber abhusten können. Die Atemtherapie wird deshalb in diesem Stadium intensiviert.

Fokus Skoliose:

- funktionelle Mobilisation des ganzen Stamms
- mit Beginn der Rollstuhlphase halbjährliches Wirbelsäulen-Röntgen zur Verlaufskontrolle
- bei einem Cobb-Winkel von 20 Grad ist aus chirurgischer Sicht eine operative Stabilisierung indiziert; die Eltern werden vom Chirurgen über Pro und Kontra einer Operation informiert; interdisziplinäre Planung des Operationstermins und der postoperativen Phase (betroffener Jugendlicher, Eltern, orthopädischer Chirurg und PhysiotherapeutIn)
- postoperativ Anpassung des Rollstuhls aufgrund der veränderten Sitzstatik
- physiotherapeutische Nachbehandlung: Mobilisation des Brustkorbes, sobald vom Arzt erlaubt, ergonomische Anpassungen in Zusammenarbeit mit der Ergotherapie und der Orthopädietechnik.

Stadium 3: ab zirka 16. bis 18. Lebensjahr. Fokus: Atmung, Herz-Kreislauf, Verdauung

Behandlungsschwerpunkte:

- Ganzkörperaktivierung (siehe Kap. 9.2)
- Kontrakturmanagement: Schultergürtel/Hand (siehe Kap. 9.3)
- Atemtherapie: Atelektaseprophylaxe (siehe Kap. 9.6).

In diesem Stadium konzentrieren wir uns auf eine möglichst optimale Funktion der Atmungs-und Verdauungsorgane.

Ein großer Stellenwert hat nach wie vor die Hilfsmittelversorgung. In enger Zusammenarbeit mit der Orthopädietechnik werden die Rollstühle laufend den Erfordernissen angepasst. Eine gute Rollstuhlversorgung ist Voraussetzung für schmerzfreies Sitzen und eine gut funktionierende Atmung sowie Verdauung.

Der Handfunktion kommt große Aufmerksamkeit zu. Die meisten Duchenne-Patienten haben im Erwachsenenalter eine Restfunktion in den

Händen, welche es ihnen ermöglicht, am Computer zu arbeiten. Therapeutisch versuchen wir, diese Funktion so lange als möglich zu erhalten.

Fokus Atmung:

Wird aufgrund der zu geringen Vitalkapazität und Belüftung der Lungen eine Nachtbeatmung notwendig, kommt folgendes Prozedere zum Zug:

- subjektive Zeichen wie Tagesmüdigkeit, Konzentrationsschwäche und Kopfschmerzen deuten auf eine Hypoventilation hin
- Objektivierung der Blutgaswerte (Blutgasanalyse=BGA) durch den Hausarzt beziehungsweise das Labor oder durch nicht invasive Messung der Kohlenstoffspannung mittels Ohrenklipp; positive BGA indiziert eine Abklärung im Schlaflabor der Pneumologie
- Abgabe eines Heimventilators (BiPAP) für die Nachtbeatmung, gegebenenfalls Tagesbeatmung.

9.2 Ganzkörperaktivierung

Mit der Aktivierung des gesamten Körpers verfolgen wir das Ziel, die Bewegungslust zu fördern, die noch vorhandene Muskelkraft und Gelenksbeweglichkeit zu erhalten und die Atmung, Verdauung sowie den Herz-Kreislauf anzuregen. Die Ganzkörperaktivierung ist in allen Stadien Bestandteil der Therapie. Sie ist eine unspezifische Behandlungsform, bei welcher die Bewegung an und für sich im Vordergrund steht.

Ganzkörperaktivierung im Stadium 1

Frequenz: nach Möglichkeit täglich

Bewegung erfährt ein Duchenne-Kind schon sehr früh als etwas Begrenztes, Gefährliches und Energie Raubendes. Die Duchenne-Kinder machen die Erfahrung, dass sie sich verschiedene Fähigkeiten (Laufen, Velofahren, Skifahren usw.) zwar aneignen, diese jedoch bald auch wieder verlieren. Ständige Verunsicherung und Angst vor dem Stürzen durch fehlende Schutzmechanismen sind ihre Begleiter. Dadurch stellt sich oft Resignation und Lustlosigkeit ein. Und doch haben auch diese Kinder einen starken Bewegungsdrang.

Wir wollen in der Physiotherapie die Diskrepanz zwischen dem Bedürfnis nach Bewegung auf der einen Seite und den beschränkten Möglichkeiten zur Eigenaktivität auf der anderen Seite verringern und überbrücken helfen.

Wir bieten den Kindern Bewegung in möglichst vielen Variationen an. Wir wollen ihnen positive Bewegungserfahrungen vermitteln, ihnen zeigen, dass Bewegung auch lustvoll sein kann. In der Praxis bedeutet dies: Bewegung unter Abnahme der Schwerkraft erleichtern, geeignete Hilfsmittel einsetzen, Sport und Spiel den Möglichkeiten der Kinder entsprechend adaptieren. Wir orientieren uns dabei an den normalen Bedürfnissen gleichaltriger, nicht behinderter Kinder. Der Kreativität sind dabei keine Grenzen gesetzt. Um die Motivation der Kinder zu steigern, beziehen wir ihre eigenen Ideen und Wünsche in die Therapie mit ein. Ganz wichtig ist es, die Aktivitäten in einem sicheren Rahmen zu gestalten, damit die Kinder Vertrauen zu sich selber und ihrem Umfeld gegenüber entwickeln können.

Ganzkörperaktivierung im Stadium 2 und 3

Frequenz: mehrmals wöchentlich

Bei Duchenne-Patienten, welche sich ausschließlich im Elektrorollstuhl fortbewegen, meist eine operativ stabilisierte Wirbelsäule haben und eine stark reduzierte Vitalkapazität aufweisen, ist eine umfassende Körperaktivierung mit dem Ziel, den Herz-Kreislauf, die Atmung und die Verdauung positiv zu beeinflussen, von großer Wichtigkeit. Die Ganzkörperaktivierung muss in diesen Stadien den Umständen angepasst werden. Die Wahl spezieller Ausgangsstellungen, die Berücksichtigung der oft ausgeprägten Kontrakturen und die Anpassung an ihre Atemkapazität sind bestimmend.

Im Folgenden werden einige Beispiele für die Ganzkörperaktivierung aufgeführt:

Gewicht abnehmen. Die größte Schwierigkeit für Duchenne-Patienten stellt die Bewegung gegen die Schwerkraft dar. In der Bewegungstherapie nehmen wir den Kindern das eigene Körpergewicht teilweise oder ganz ab. Eine gute Möglichkeit dafür bietet der *Terapi Master®*, eine Art Schlingentisch, der auf vielfältige Weise eingesetzt werden kann. Die Abnahme des Gewichts von unteren und/oder oberen Extremitäten erleichtert die Eigenaktivität. Ballkicken in Seitenlage oder Ballontennis im Sitzen können so auch einem Kind mit geringer Muskelkraft ermöglicht werden. Auch bei erwachsenen Patienten kann dieses Gerät eingesetzt werden, um das aktiv-assistive Bewegen der Extremitäten anzuregen.

Ein *Deckenlift* in Kombination mit einer Aufhängevorrichtung ist eine weitere apparative Einrichtung, welche den Kindern Gelegenheit bietet, sich aktiv zu bewegen und zudem großen Spass macht. Das Kind kann mit Hilfe des Deckenlifts in die Vertikale mit Fuß-Boden-Kontakt gebracht werden. Unter Abnahme der Schwerkraft kann so zum Beispiel Fußball gespielt werden. Kinder lassen sich mit Hilfe dieser Vorrichtung auch gerne «fliegend» durch den Raum bewegen.

Am *Motomed®*, einem motorbetriebenen Bewegungstrainer, können die Kinder Arme oder Beine mit individuell wählbarem Widerstand wie auf einem Fahrrad bewegen. Sehr willkommen dabei ist die resultierende weiterlaufende Bewegung in Brustkorb und Becken. Das Training kann im Sitzen oder in Rückenlage ausgeführt werden.

Auch Duchenne-Patienten in fortgeschrittenem Stadium können problemlos am *Motomed®* bewegt werden, wobei beim Training der oberen Extremitäten die Hände fixiert werden müssen.

Bewegung im Wasser. Mit entsprechendem zeitlichen und personellen Aufwand (ideal ist eine Eins-zu-Eins-Betreuung) lohnt es sich, mit Duchenne-Patienten ins Wasser zu gehen. Voraussetzung ist eine Wassertemperatur, welche nicht unter 30 Grad liegen sollte, da sonst das Baden zu einer Tortur wird.

Auch im Wasser wird unter Abnahme der Schwerkraft viel Eigenaktivität ermöglicht. Schwimmen ist für die meisten Kinder und Jugendlichen am besten in Rückenlage möglich, wobei der Kopf mit der Hand der Betreuungsperson unterstützt wird. Einige Kinder schwimmen auch ohne Hilfe. Die Fortbewegung gelingt durch Ab-und Adduktion von Armen und Beinen. Tauchen mit Brille und Schnorchel macht besonders jüngeren Patienten großen Spaß und bietet zudem eine gute Möglichkeit, die Atmung zu trainieren. Für spielerische Aktivitäten werden verschiedene Hilfsmittel wie Auftriebskörper (z.B. schwimmender Basketballkorb), Matten, Ballone usw. eingesetzt. Es versteht sich von selbst, dass der Aufenthalt im Wasser viel Aufmerksamkeit von unserer Seite erfordert, um den Kindern und Jugendlichen das nötige Gefühl von Sicherheit zu vermitteln.

Fortbewegung aus eigener Muskelkraft. Eine Abwechslung zur Fortbewegung im Rollstuhl ist das Fahrradfahren auf speziellen Therapie-Fahrrädern. Auch Go-Karts eigenen sich dafür.

Sport und Wettkampf. Eine Sportart, welche sich hervorragend eignet für Duchenne-Patienten aller Altersstufen ist das Elektrorollstuhl-Hockey. Der Ball wird entweder mittels Schläger oder, bei schwächeren Patienten, einer eigens dafür konzipierten Schaufel über das Spielfeld bewegt. Die Kinder und Erwachsenen können diesen Sport ohne Mithilfe von Betreuungspersonen ausüben. Aspekte wie gegenseitiges Messen, Ehrgeiz, Teamgeist und Taktik kommen dabei zum Zug. Das Hockey ist bis jetzt die einzige Mannschafts-Sportart für Elektrorollstuhl-Fahrer, welche im In-und Ausland ausgeübt wird. Es besteht ein internationales Netz von Clubs und Mannschaften, welche sich regelmäßig zu Wettkampf-Turnieren im In- und Ausland treffen. Für Interessierte ist im Anhang eine Kontaktadresse aufgeführt.

Schulturnen. Das Ziel der Ganzkörperaktivierung verfolgen wir auch im wöchentlichen Schulturnen, welches gemeinsam von Schule und Physiotherapie gestaltet wird. Bei Hindernisparcours, Stafetten, Geschicklichkeitsspielen und Wahrnehmungsübungen werden die Kinder und Jugendlichen über verschiedene Kanäle gefordert.

Bewegung auf dem Boden. Duchenne-Patienen haben kaum Gelegenheit, im Alltag den direkten Kontakt zum Boden zu erleben. In der Therapie lässt sich diese Erfahrung einfach integrieren, indem wir mit den Kindern auf den Boden gehen. Es lohnt sich, die Behandlung an einem warmen Sommertag auch einmal ins Freie auf eine Wiese zu verlagern. Mit den Fußsohlen das Gras zu spüren und mit dem ganzen Körper über den Boden zu rollen, können für einen Duchenne-Patienten besondere Erlebnisse sein.

Bewegung im Alltag. Ganzkörperaktivierung sollte auch in Alltagssituationen ein Thema sein. Transfers vom Rollstuhl auf das Bett zum Beispiel lassen sich ganz unterschiedlich ausführen, wobei vom Patienten je nach Art des Transfers mehr oder weniger Eigenaktivität verlangt wird. Einige Beispiele für Transfers:

- selbständig mit oder ohne Rutschbrett für mobile, jüngere Patienten
- über die Seite rollend mit Hilfe einer Betreuungsperson
- mittels verschiedener Hebetechniken, mit Hilfe einer oder zwei Betreuungspersonen
- mit Hilfe eines Patientenhebers

Allgemein. Die Abwechslung verlangt vom Duchenne-Patienten Flexibilität. Das Ausprobieren von neuen Ausgangsstellugen und Bewegungsabläufen sowie das Variieren in der Therapie und in Alltagssituationen spielen in der Behandlung von Duchenne-Patienten eine wichtige Rolle. Durch die herabgesetzte Eigenaktivität und die Angst, wegen fehlenden Schutzmechanismen zu fallen, besteht die Tendenz zu starren Gewohnheitsmustern, welchen wir entgegenwirken wollen.Wir achten darauf, dass die Eigenaktivität des Patienten dabei im individuellen Ausmaß ausgeschöpft wird.

Die Kinder regen wir dazu an, in der Schulstunde stundenweise vom Rollstuhl auf einen normalen Stuhl zu wechseln, wiederum mit dem Ziel, die Eigenaktivität zu fördern.

9.3 Kontrakturmanagement

Vorweggenommen: Zurzeit kann keine konservative, d.h. nicht operative Therapie, die zunehmende Bewegungseinschränkung vollständig verhindern. Die Ziele konzentrieren sich im Speziellen auf:

- Verzögerung der Kontrakturbildung
- Vermeidung von Schmerzen
- Anpassung von sinnvollen Hilfsmitteln.

Der Verlust der Beweglichkeit mit Versteifung der Gelenke (Kontraktur) verläuft ungefähr parallel zum Kraftverlust. Es gehört zu den Aufgaben der Physiotherapie, die progressive Kontrakturbildung zu bremsen und in eine möglichst physiologische, d.h. den Anforderungen des Alltags entsprechende Stellung der Gelenke zu leiten. Allerdings können befriedigende Ergebnisse oft nur in Kombination mit orthochirurgischen Eingriffen erreicht werden. Das klassische Durchbewegen der Gelenke allein ist nicht effizient genug. Es braucht therapeutische, d.h. körperaufrichtende Reize, die in ihrer Dauer (Quantität) die Möglichkeiten der eigentlichen physiotherapeutischen Behandlungen um ein Vielfaches überdauern. Deshalb wählen wir begleitende Maßnahmen wie das Stehtraining und setzen nach Möglichkeit auch Geräte ein.

Die *Therapieschwerpunkte* des Kontrakturmanagements sind:

Stadium 1: Kontrakturen der unteren Extremitäten inklusive Becken und Ellbogen
Stadium 2: Kontrakturen des Stammes, inkl. Brustkorb und Arm/Hand
Stadium 3: Kontrakturen des Schultergürtels inkl. Halswirbelsäule und Hand.

Kontrakturen der Beine

Ein Duchenne-Kind kann sehr früh nur noch durch den Einsatz typischer Kompensationsbewegungen, dem Duchenne-Hinken, gehen. Sobald es nicht mehr gehen kann, versteifen sich die Gelenke der Beine sehr progressiv. Es scheint so, als würden die Kontrakturen von unten nach oben aufsteigen. Allerdings täuscht dieser Eindruck. Es ist vielmehr so, dass die Kontrakturen an den Füßen sehr schnell deutlich sichtbar werden, während die Hüftkontraktur wegen der ventralen Beckenkippung lange im Verborgenen bleibt. Folglich gilt die Regel: bei der Fußbehandlung immer auch das Becken und die Hüften miteinbeziehen. Wir unterscheiden drei therapeutische Maßnahmen, welche idealerweise in ergänzender Weise zur Anwendung kommen:

- manuelle Therapie
- tägliches Stehtraining
- chirurgische Intervention.

Die **manuelle Therapie** wird bereits vor Verlust der Gehfähigkeit angewendet. Es werden die Gelenke behandelt, deren intraartikuläres Gelenkspiel oder physiologische Bewegung spür- und messbar eingeschränkt sind. Merke: Man unterscheidet zwischen Gelenkspiel (Joint-Play) und physiologischer Bewegung. Ein Beispiel: Der zunehmende Zug der Wadenmuskulatur schiebt das Sprungbein (Thalus) gegenüber Fersenbein (Calcaneus) und Schienbein (Tibia) nach vorne. Eine intraartikuläre Fehlfunktion mit eingeschränkter Richtung nach hinten entsteht. In der Folge kann der Thalus und damit der ganze Fuß nicht mehr gestreckt (extendiert) werden. Die Manualtherapie bietet Techniken für die Befunderhebung und zur Mobilisation solcher intraartikulären Störungen an. Dieses Beispiel zeigt, dass muskuläres Dehnen mit manualtherapeutischen Techniken ergänzt werden sollte. Noch effektiver ist es, zugunsten des täglichen Stehtrainings auf das muskuläre Dehnen zu verzichten.

Unsere manualtherapeutischen Erfahrungen haben zudem gezeigt, dass sämtliche beweglichkeitsverbessernden Maßnahmen nur im frühen Stadium Wirkung zeigen, so lange wie das Endgefühl (Joint-Play) des zu behandelnden Gelenkes elastisch ist.

Das **Stehtraining** sollte *mehrmals täglich* ausgeführt werden (**Abb. 9-1**). Das Ziel ist, die axiale Aufrichtung des Körpers so lange als möglich zu erhalten und zu fördern. Besondere Beachtung wird der Becken- und Fußstellung geschenkt. Die Geräte (Stehhilfen) müssen so angepasst werden, dass das Becken unter aufrichtendem Zug gehalten wird. Leider fördern viele gängige Stehhilfen die Beckenkippung mit Hohlkreuzstellung. Die Stehhilfen müssen unbedingt speziell und individuell für den Einsatz bei Duchenne-Patienten angepasst werden. Bei der Anpassung gilt es, die Bedienbarkeit der Geräte so einfach als möglich zu halten. Die Einrichtung des Stehtrainings sollte maximal fünf Minuten Zeit in Anspruch nehmen, damit die Geräte im Alltag auch wirklich eingesetzt werden.

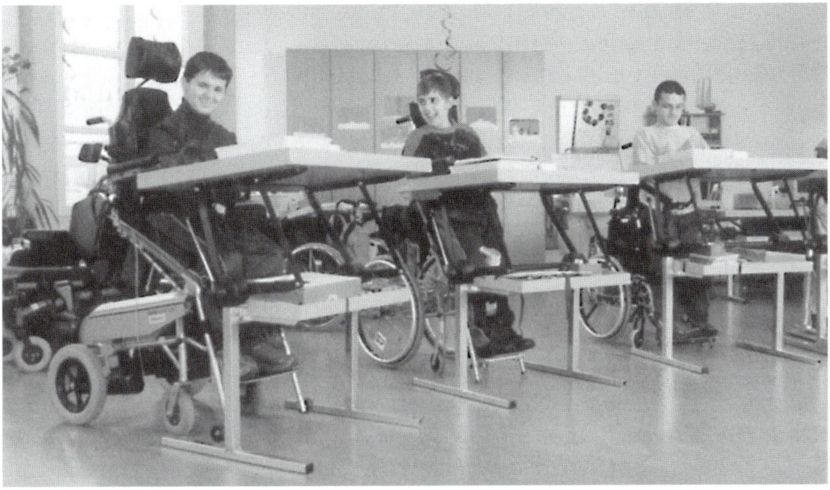

Abbildung 9-1: Stehen während des Unterrichts (MEH 2003).

Die **chirurgische Intervention** hat zum Ziel, das tägliche Stehtraining schmerzfrei fortsetzen zu können. Der Zeitpunkt des Eingriffs und die sofortige physiotherapeutische Nachbehandlung sollte sorgfältig gewählt werden. Je früher der Eingriff erfolgt, desto besser sind die Vor- und Nachbehandlungsmöglichkeiten und damit der Erfolg. Beispiel: Sobald sich die Füße nicht mehr strecken lassen, nehmen beim täglichen Stehtraining die Schmerzen zu, und die effektive Zeit des Stehtrainings nimmt ab. In der Folge nehmen die Kontrakturen noch schneller zu, sodass das Stehtraining schlussendlich unmöglich wird. Der Zeitpunkt des Eingriffs wird so gewählt, dass das Stehtraining bis zum Operationstermin schmerzfrei durchgeführt werden kann. Für die Nachbehandlung gilt das gleiche wie vor dem Eingriff: Das tägliche Stehtraining sollte bereits in den ersten Tagen nach der Operation weitergeführt werden.

Kontrakturen der Wirbelsäule

In den meisten Fällen verkrümmt sich die Wirbelsäule progressiv. Die Verkrümmung ist dreidimensional, d.h., es findet zusätzlich zur Biegekrümmung auch eine Verdrehung (Rotation) statt, die zirka ab dem 11. Lebensjahr beim Sitzen sichtbar wird.

Sobald das Stehtraining nicht mehr axial ausgeführt werden kann, häufig weil die Hüftbeweglichkeit die Aufrichtung des Beckens nicht mehr zulässt, erhält die Skoliose den therapeutischen Fokus. Das Stadium 2 ist erreicht.

Der Stamm wird in seiner Gesamtheit in Seitenlage umfassend mobilisiert, wobei die Mobilisation des Brustkorbes zunehmend an Bedeutung gewinnt. Die Muskelketten und Körperfaszien werden in die mobilisierende Bewegung miteinbezogen. Diese Art der Mobilisation ist funktionell und entspricht der spiraligen Verschraubung des Bewegungsapparates beim Gehen. Sie ermöglicht bei gleichzeitiger Mobilisation Blockaden aufzuspüren.

Die behandelnde TherapeutIn sollte sich bewusst sein, dass jede gelöste Steifigkeit zu einem Verlust von Stabilität gegen die Schwerkraft führen kann. Stellen Sie sich vor, alle Kontrakturen ließen sich in einer Behandlung wegtherapieren. Der Rücken würde im Anschluss an die Behandlung in sich zusammensinken, weil das Grundproblem, der Kraftverlust, noch anwesend ist. Dies bedeutet, dass die Anpassung von aufrichtenden Stützen (Pelotten) beim Sitzen unbedingt nötig sind und die Diskussion der aufrichtenden und stabilisierenden Rückenoperation aufgenommen werden sollte. (Korsetts stellen keine echte Alternative dar, da sie die zunehmende Verkrümmung nur bremsen, jedoch nicht aufhalten können.)

Ist der Rücken erfolgreich stabilisierend operiert und gibt der Operateur seine Zustimmung, so kann die Mobilisation des Brustkorbes inklusive Zwerchfell weitergeführt werden. Das Ziel der Thoraxmobilisation ist unter anderem die Beweglichkeit des Rippenbogens und somit des Zwerchfells zu erhalten, um so einer möglichen Kontraktur des Zwerchfells entgegenzuwirken. Zur Verstärkung kann die Mobilisation mit Überdruck-Therapie (IPAP) unterstützt werden (siehe Kap. 9.6, Überdruckatemtherapie). Als Zeichen einer erfolgreichen Intervention steigt kurzfristig die Vitalkapazität an (vergleichen Sie diese vor und nach der Therapie).

Kontrakturen des Schultergürtels inklusive Nacken, Schulter, Arme und Hände

Der Schultergürtel nimmt eine Sonderstellung ein, weil Rollstuhl-Patienten die Umwelt wesentlich über die Hände kontrollieren. Das heißt, beatmete Duchenne-Patienten haben am ganzen Körper nur noch minimale Restaktivitäten, die es ihnen gerade noch erlauben, eine Computermaus oder den Joystick des Elektrorollstuhls zu bewegen.

Dank der Beatmung (Heimventilation) kann das Leben von Duchenne-Patienten erheblich verlängert werden. Trotz Beatmung schreitet der Abbau der Muskelkraft weiter voran. Folglich gilt es, einerseits die Umgebung optimal anzupassen (Hilfsmittel) und andererseits die funktionellen und kognitiven Fähigkeiten der Patienten zu schulen und zu fördern. Ein Minimum an Selbständigkeit via Bedienung der elektronischen Umweltkontrolle soll möglichst lange erhalten werden.

Stadium 1. Nach dem Verlust der Gehfähigkeit sitzen die Duchenne-Patienten die meiste Zeit des Tages im Rollstuhl und brauchen ihre Arme kaum mehr zu strecken. Sie werden es auch vermeiden die Arme zu strecken, um den Hebelarm möglichst klein zu halten. Die Ellbogenkontraktur beginnt.

Manuell: Mobilisationstechniken zur Streckung des Ellbogens.

Funktionell: Streckübungen in den Tagesablauf einbauen, zum Beispiel mittels Brettspielen, welche zur Armstreckung auffordern.

Stadium 2. Die muskulären Ketten ziehen den Schulter/Armkomplex in eine Flexionskontraktur, wovon alle Gelenke betroffen sind. Die Hände zieht es typischerweise in eine Ulnardeviation und Flexion, die Schulterblätter ziehen nach vorne, oben, innen usw. Häufig kann mit mobilisierenden Techniken das Fortschreiten der Kontrakturen kaum gebremst werden.

Manuell: Schwerpunkt der Mobilisation auf Handwurzel (Handgewölbe erhalten) und der Raidioulnargelenke (Ulnardeviation vermeiden), der Neurokanalstrukturen (Kontrakturen vermeiden, Neurovegetativum stützen) und der oberen Kopfgelenke (Optimales Gesichtsfeld und Funktionsstellung) setzen.

Funktionell: Passives Bewegungstraining am Motomed®, Anpassung des Rollstuhls mit besonderem Augenmerk auf die Stellung der Hände, der Schultern und des Kopfes.

Orthopädisch: Diskussion der Handschienen für die Nacht zur Vermeidung der Ulnardeviation und für den Erhalt des Handgewölbes mit Streckung der Finger.

Stadium 3. Das Endgefühl beim Testen des Gelenkspiels ist hart, d.h. die Elastizität des Bindegewebes ist sehr stark reduziert. Die Gelenkbeweglichkeit kann mittels manualtherapetischen Techniken kaum verbessert werden.

Misst man ein beliebiges Gelenk vor und nach der manualtherapeutischen Behandlung, so stellt man fest, dass die Fortschritte sehr klein sind und häufig noch in der Messtoleranz liegen. Die Hände, Arme und Schultern lassen sich nur noch passiv bewegen. Häufig steigert das Durchbewegen das Wohlbefinden und lindert Schmerzen am Bewegungsapparat.

Manuell: Gezielte Mobilisation einzelner schmerzhafter Gelenke.

Funktionell: Funktionelles Durchbewegen der Arme und Schultern unter Einbezug der Muskelketten und der Gefäße mit dem Ziel, die Durchblutung und den Stoffwechsel anzuregen, den Schmerzen vorzubeugen und bestehende Schmerzen zu lindern. Geräte-unterstütztes passives Bewegungstraining auf dem Motomed®. Hierfür müssen die Hände an die Griffe bandagiert werden (aktives Halten ist nicht mehr möglich).

9.4 Orthopädische Hilfsmittel

Stehhilfen

Unter Stehtraining verstehen wir das Stehen in orthopädischen Stehhilfen, idealerweise mehrmals täglich für jeweils 30 bis 45 Minuten. Das konsequente Stehtraining bildet die Alternative zur Orthesenversorgung und ist effektiver als das muskuläre Dehnen.

Ziele sind:

- axiale Aufrichtung des Körpers bei größtmöglicher Eigenaktivität
- Kontrakturprophylaxe
- positive Beeinflussung des Herz-Kreislauf-Systems, der Atmung und der Verdauung.

Die Kinder und Jugendlichen akzeptieren das Stehen im Großen und Ganzen gut. Entscheidend für ein erfolgreiches Stehtraining ist die Kooperation der Patienten. Darum ist es wichtig, auf folgende Punkte zu achten: Das Stehen darf keine Schmerzen verursachen, die Patienten müssen die Therapieziele verstehen und das Handling sollte möglichst einfach sein. Zudem kann sich die Tatsache, dass mehrere Schüler einer Klasse einzelne Schulstunden stehend verbringen, günstig auf ihre Bereitschaft auswirken.

Bei der Wahl einer Stehhilfe ist es wichtig, dass wir die individuellen Bedürfnisse und Konstitutionen der Kinder und Jugendlichen beachten.

In **Tabelle 9-2** findet sich eine Auflistung der Stehhilfen, die sich im Therapie-Alltag bewährt haben.

Das klassische Stehbrett erachten wir als ungeeignet für Duchenne-Patienten, da bei guter Stehfähigkeit zu wenig Eigenaktivität möglich ist. Bei bestehenden Kontrakturen wiederum ist die Fixierung auf dem Stehbrett für die Gelenke schmerzhaft. Das Stehbrett bietet zudem wenig Möglichkeiten, die Gelenke in eine physiologische Stellung zu bringen. Wir benützen das Stehbrett nur, wenn es keine Alternativen gibt.

Orthesen

Orthesen (**Abb. 9-2**) werden üblicherweise in den folgenden drei Bereichen eingesetzt:

- Verbesserung der Funktion
- Kontrakturprophylaxe
- Nachbehandlung von operativen Sehnenverlängerungen.

Tabelle 9-2: Stehhilfen.

Gerät	Vorteile	Nachteile
Swivel Walker	Fortbewegung dynamische Belastung einfaches Handling	nur bei keinen/wenig Kontrakturen Gerät kann nur individuell eingesetzt werden
Gazelle	auch bei deutlichen Kontrakturen Neigung verstellbar kann für mehrere Kinder benützt werden	keine Fortbewegung möglich statische Belastung
Stehrollwagen	Fortbewegung Beckenaufrichtung möglich einfaches Handling	nur bei keinen/wenig Kontrakturen
Standing	wenig Unterstützung für Patienten mit viel Eigenaktivität geeignet	keine Fortbewegung statische Belastung unhandlich
Levo®-Rollstuhl	große Selbständigkeit einfaches Handling	hohe Kosten keine aktive Fortbewegung statische Belastung

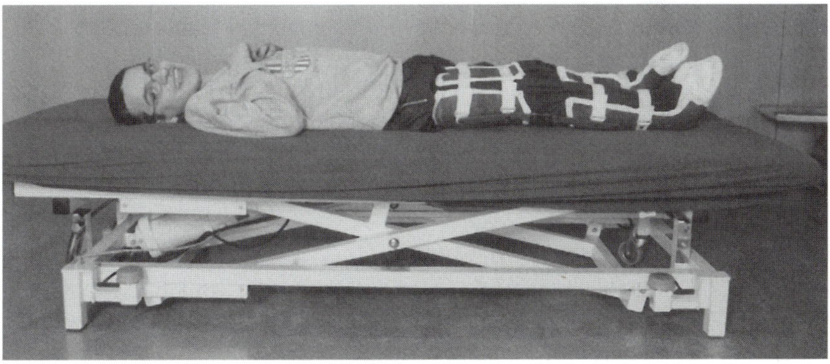

Abbildung 9-2: Junger Patient mit Gipsschienen (MEH 2003).

Verbesserung der Funktion. Wir haben die Erfahrung gemacht, dass Orthesen bei Duchenne-Kindern kaum zu einer Funktionsverbesserung beitragen. Zur Unterstützung des Gehens sind sie den Kindern eher hinderlich. Vor allem die langen Oberschenkelorthesen vermögen die Duchenne-Kinder aus Mangel an Kraft nicht gegen die Schwerkraft zu bewegen. Wir verwenden daher keine Orthesen mit dem Ziel der Funktionsverbesserung.

Kontrakturprophylaxe. Eine ausschließlich konservative Behandlung mit Orthesen kann die Kontrakturbildung nicht aufhalten. Bei nicht operierten Patienten jedoch ist die Orthesen-Versorgung nebst der aufwändigen Spezialschuh-Anpassung oft die einzige Möglichkeit, den Fuß im Rollstuhl gut zu positionieren.

Nachbehandlung von operativen Sehnenverlängerungen. Wir haben uns gemeinsam mit dem orthopädischen Chirurgen auf folgendes Prozedere geeinigt: Postoperativ werden vom Chirurgen provisorische, abnehmbare Gipsschienen verordnet, welche das Kind während 24 Stunden über sechs Wochen tragen sollte. Je nach Eingriff werden Unter- oder Oberschenkelschienen angefertigt, Letztere mit einem Quengelgelenk für die Kniestreckung. Nach dieser Phase wird auf Orthesen verzichtet. Verschiedene Überlegungen haben zu dieser Entscheidung geführt. Das Operations-Enrichment wird für die Kinder und seine Bezugspersonen durch die Orthesen deutlich reduziert: Die Unmöglichkeit, normale Konfektionsschuhe zu tragen, die darunter leidende Schlafqualität bei Nachtlagerungsschienen und das aufwändige Handling im Alltag stoßen bei den Betroffenen auf schlechte Akzeptanz. Wir sind der Meinung, dass die Lebensqualität der Kinder während der relativ kurzen Geh- und Stehphase nicht durch das Tragen von Orthesen zusätzlich eingeschränkt werden soll. Darum verzichten wir auf die Orthesenversorgung zugunsten eines konsequenten Stehtrainings.

Zu Hause während der Schulferien, in der physiotherapiefreien Zeit, bewährt es sich, den Kindern stundenweise die für die postoperative Phase angefertigten Gipsschienen anzuziehen. Wenn es die Platzverhältnisse zu Hause und die Kapazität der Eltern zulassen, werden auch während der Ferien die Stehhilfen benützt.

Rollstuhlanpassung

Rollstühle dienen in erster Linie der Fortbewegung. Im physiotherapeutischen Kontext interessiert vor allem die Sitzqualität hinsichtlich *aufrichtender* und *stabilisierender* Wirkung.

Wir unterscheiden zwischen *operierten*, d. h. Rücken stabilisierten und *konservativ* behandelten (eventuell mit einem Korsett versorgten) Patienten. Im Anschluss werden zwei typische Kompensationsmuster (Organisationen) von Duchenne-Patienten mit stabilisierter Wirbelsäule beschrieben.

Postoperativ sitzen die Patienten aufrechter und gewinnen dadurch an Sitzhöhe. Das heißt, dass der Abstand Becken-Kopf – und damit der Hebel gegen die Schwerkraft – größer wird. Die Sitzstabilität ist postoperativ geringer. Der Patient muss seinen längeren und starren Oberkörper neu organi-

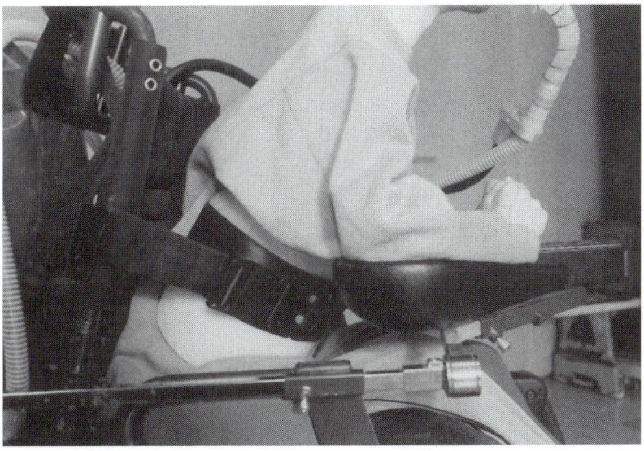

Abbildung 9-3: Kompensationsmuster Bauchsitz (MEH 2003).

sieren. Beobachtungen zeigen, dass sich ein Teil der operierten Duchenne-Patienten ähnlich wie die Paraplegiker in den Sportrollstühlen organisieren, welche die Stabilität im Rollstuhl über starke Flexion im Beckenkomplex holen. Wir nennen diese Organisation den **Bauchsitz** (**Abb. 9-3**). Bauchsitz deshalb, weil die Patienten bauchwärts geneigt sind und keine Gewichte an die Rückenlehne abgeben. Die Duchenne-Patienten organisieren sich den Bauchsitz über die elektrische Sitzverstellung, mit welcher sie eine Hyperflexionsstellung in den Hüften kreieren. Sie verkeilen so ihr Becken zwischen den Beinen, der Seiten- und der Rückenlehne.

Die längerfristigen Folgen dieser Organisation sind Hyperflexions-Kontrakturen in den Hüftgelenken, möglicherweise verbunden mit Schmerzen beim Sitzen.

Praktisch bedeutet dies, dass die Hüften tagsüber genügend häufig gestreckt werden sollten, um der Kontrakturbildung und Schmerzen entgegenzuwirken, wenn möglich durch regelmäßige Entlastung via Liegeposition im Elektrorollstuhl (ERS). Voraussetzung dafür ist, dass der Patient über die Folgen und Wirkungen informiert ist und der ERS über eine elektrisch steuerbare Liegeposition verfügt.

Die andere Sitzstrategie ist der **Kopfsitz** (**Abb. 9-4**). Die Kopfsitzer kompensieren den Stabilitätsverlust im Rumpf über die Kopfstütze. Dieser Typ ist, im Gegensatz zum oben Beschriebenen, nach hinten geneigt. Der Kopfsitzer wird, im Gegensatz zum Bauchsitzer, gerne Seitenpelotten akzeptieren.

Eine gemeinsame Besonderheit ist, dass beide Typen die Rückenlehne kaum oder gar nicht benützen, beziehungsweise gar nicht oder kaum mit der Rückenlehne in Berührung kommen. Selbst in liegender Position sind die Auflageflächen auf Steißbein und Hinterkopf beschränkt. Bis heute sind aus unserer Erfahrung alle Versuche, eine Rückenlehne dreidimensional anzu-

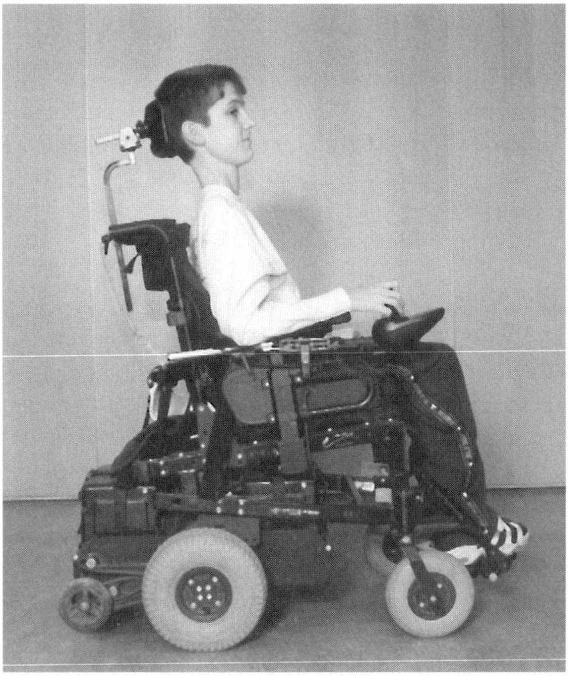

Abbildung 9-4: Kompensationsmuster Kopfsitz (MEH 2003).

passen, fehlgeschlagen. Es kann also auf eine teure Rückenanpassung verzichtet werden. Viel wichtiger ist es, auf ein druckfreies Steißbein zu achten und die Kopfstütze so anzupassen, dass der Kopf auch seitlich gut geführt ist, um ein Abkippen zu verhindern.

Grundsätze der Rollstuhlanpassung:

- Der Rollstuhlsitz muss aufrichtende und stabilisierende Hilfen anbieten.
- Bauchsitzer organisieren sich bauchwärts und benötigen eine Bauchstütze.
- Kopfsitzer organisieren sich nach hinten und benötigen eine angepasste Kopfstütze.

Besondere Beachtung gehört der Beweglichkeit in den oberen Kopfgelenken. Die Rotation in den oberen Kopfgelenken ermöglicht eine gute Sicht und Sicherheit unterwegs. Eine genügende Flexion/Extension ist die Voraussetzung für ein Gesichtsfeld, das den Blick auf die Bedienungsinstrumente am ERS ermöglicht. Wegen der starken Kontrakturneigung im späteren Stadium und weil sich die Kontrakturen in den Kopfgelenken entsprechend dem täglichen Gebrauch fixieren, sollte die Sitz- und Lagerungsgewohnheit im Alltag

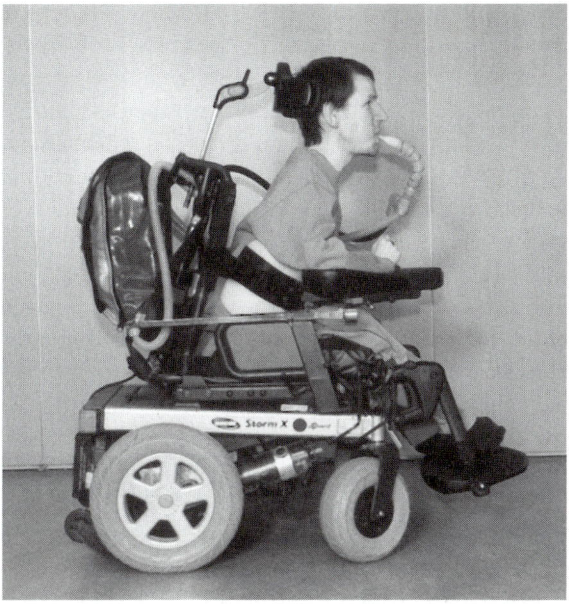

Abbildung 9-5: Dreipunktesystem: Unterschenkel-, Bauch- und Kopfstütze (MEH 2003).

nach Möglichkeit variiert werden. Ist der Kopf entsprechend dem Bauchsitzer erst einmal in Extension fixiert, so sieht der Patient in Rückenlage nicht mehr zu den Instrumenten oder auf den Boden. Dies bedeutet für die ERS-Anpassung, dass die extreme Vor- und Rückneigung verhindert und die Kopfbeweglichkeit in der Therapie und im Alltag (Lagerung) gefördert werden sollte.

Der Bauchsitzer wächst durch die zunehmende Kontrakturbildung so stark in die Vorneigung hinein, dass der Bauchgurt durch eine anatomisch angepasste Bauchstütze ersetzt werden muss. Drei wesentliche Punkte sollten beachtet werden, um eine optimale Stabilität im Sitzen zu ermöglichen: Unterschenkel-, Bauch- und Kopfstütze (**Abb. 9-5**).

9.5 Lagerungen

Mit dem Lagern verfolgen wir die Ziele:

- Entlastung der Wirbelsäule
- Kontrakturprophylaxe
- Entlastung von Druckstellen, Dekubitusprophylaxe
- Atelektaseprophylaxe und Unterstützung der Sekretmobilisation.

Beim Lagern unterscheiden wir zwischen Kindern und erwachsenen Patienten, da der Stellenwert je nach Alter und Problemstellung variiert.

Für die Kinder befürworten wir eine konsequente Mittagsliege. Oft überfordern sich Duchenne-Kinder im Alltag körperlich und brauchen deshalb eine Erholungsphase. Zudem dient das regelmäßige Liegen einer Entlastung des Rückens und beugt Kontrakturen der unteren Extremitäten vor. Gerade in der Nachbehandlung von sehnenverlängernden Operationen ist das regelmäßige Liegen mit gestreckten Hüft- und Kniegelenken unerlässlich. Die Kinder können je nach Belieben in Bauch- oder Rückenlage gelagert werden. Am besten eignen sich Matratzen mit freiem Ende, sodass die Füße, darüber hinausragend, in der Neutralstellung positioniert werden können. Mittels Einsatz von Schaumstoffkeilen im Rumpfbereich wird den Kindern eine Bauchlage mit aufgestützten Ellbogen ermöglicht, in welcher sie lesen oder spielen können.

Bei Pubertierenden ist das Liegen über Mittag nur schwer durchzusetzen. Die Elektrorollstühle sind in diesem Alter idealerweise mit einer in die Horizontale einstellbaren Rückenlehne ausgerüstet (**Abb. 9-6**). So können die Patienten mehrmals täglich selbständig die Position wechseln.

Erwachsene Patienten ziehen es oft wieder vor, sich in liegender Position auf dem Bett zu entspannen. Patienten mit einer Hypoventilation nutzen diese Gelegenheit, um einige Zeit am Heimventilator zu atmen und damit die Atemmuskulatur zu entlasten.

Nachts werden die Duchenne-Patienten sehr individuell gelagert, oft mit persönlichem Lagerungsmaterial wie verschiedenen Kissen und Rollen.

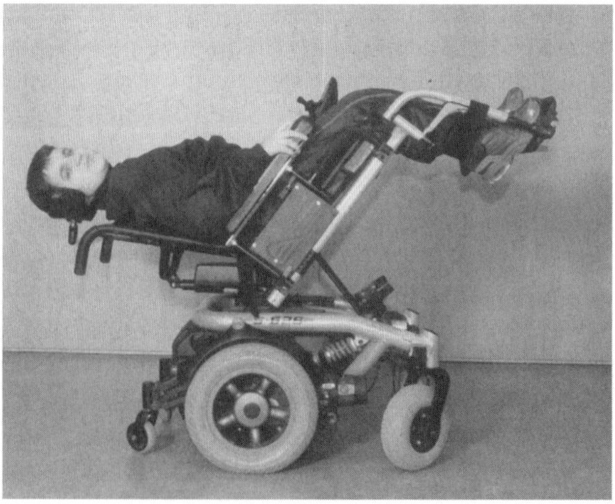

Abbildung 9-6: Entstauungslagerung im Elektrorollstuhl (MEH 2003).

Einige wichtige Punkte zum Lagern:

- Alle Körperteile sollten auf der Unterlage aufliegen. Bei operativ stabilisierter Wirbelsäule ist besonders auf die Unterstützung von Kopf, Nacken und Schultern zu achten.
- Verschiedene Lagerungsmaterialien ausprobieren: Kissen mit Hirse, Schaumstoff oder Federn, Corpomed®-Kissen, Rollen mit unterschiedlichen Durchmessern usw.
- Jedem Patient sollten mehrere angenehme Lagepositionen zur Verfügung stehen.
- Eine gute Lagerung trägt zur Kontraktur- und Schmerzprophylaxe bei.
- Das Lagern ist wichtiger Bestandteil in der Atemtherapie (siehe Kap. 9.6).

9.6 Atemtherapie

Die Ziele der Atemtherapie sind die bestmögliche Belüftung aller Lungenareale, das Lösen von Sekret bei Anschoppung und das Erhalten der Brustkorbbeweglichkeit. Außerdem ist auf die Zeichen und Symptome einer schwächer werdenden Atmung zu achten und gegebenenfalls den Arzt zu informieren, welcher die Blutgaswerte analysieren lassen kann. Die atemtherapeutischen Techniken verändern sich entsprechend der Progression der Krankheit. Mit der Atemtherapie sollte begonnen werden, sobald die Kraft sichtbar nachlässt (z. B. die Gehstrecke nur noch wenige Meter beträgt) oder das max. Atemvolumen (Vitalkapazität) deutlich vermindert ist.

Als Folge des Muskelzellenuntergangs nimmt die Kraft am ganzen Körper ab, und die Muskeln sowie die Kapsel-Bandstrukturen verlieren zunehmend an Beweglichkeit und Elastizität. Gelenkkontrakturen und Verformungen des Skeletts (Skoliose u.a.) sind die Folge. Für die Atmung bedeutet dies, dass zusätzlich erschwerend zur Abnahme der Atemkraft der Verlust von Beweglichkeit (starrer Thorax) und die Volumenveränderung im Brustkorb hinzukommen. Die Vitalkapazität nimmt in der Folge stark ab. Ist die Schwelle von weniger als 0,5 l erreicht, sollte eine nächtliche Ventilation diskutiert werden.

Entsprechend den Stadien unterscheiden wir drei Atemtherapie-Schwerpunkte:

Stadium 1: Aktivierung. Die Atemkraft und die Brustkorbbeweglichkeit werden im Rahmen des Bestmöglichen trainiert.

Stadium 2: Sekretmobilisation. Ein atemtherapeutischer Befund (Palpation, Perkussion und Auskultation) gibt Hinweise über die Art und den Ort der Störung. Die häufigste Indikation für eine atemphysiotherapeutische Intervention ist die Anschoppung von Sekret in den oberen Atemwegen.

Stadium 3: Atelektaseprophylaxe. Geringe Vitalkapazität und Verformung des Brustkorbes (Skoliose) erhöht die Gefahr von Atelektasen und Sekretanschoppung. Öffnende Lagerung, Überdruck-Atemtherapie (IPAP) und Sekretmobilisation sind wichtige Mittel in der Atelektaseprophylaxe.

Die drei Phasen und deren Merkmale im Einzelnen:

Aktivierung. Spielerische Aktivierung (verschiedene Blasspiele wie zum Beispiel Watteblasen) der Atmung ergänzt mit manueller Mobilisation des Brustkorbes sollen die Vitalkapazität trainieren. Wichtiges Merkmal: Es wird vor allem auf die tiefe Einatmung (Inspiration) Wert gelegt. Eine Sitzung nimmt zirka 30 Minuten in Anspruch.

Sekretmobilisation. Sie wird im Bedarfsfall bei Erkältung, einem Infekt der oberen Atemwege, einer Lungenentzündung oder einer Aspiration sofort eingeleitet. Es ist entscheidend, die Atemtherapie sofort, bei Beginn einer Problematik und unter Einsatz von apparativen Atemhilfen (BiPAP, PEEP mit Fluttereffekt), zu beginnen. Besonders bewährt hat sich die analytische Atemtherapie in Kombination mit Überdruck-Atemgeräten (BiPAP). Wichtiges Merkmal: Die lange Ausatmung (Exspiration) wird gefördert (eventuell gegen Widerstand, PEEP) und das Husten, nach Möglichkeit bis zum Auswurf des Sekrets, wird unterdrückt. Die Therapiesequenz kann 45 Minuten bis 90 Minuten in Anspruch nehmen.

Atelektaseprophylaxe. Im fortgeschrittenen Stadium kann die bestmögliche Belüftung aller Lungenareale mittels öffnender Lagerung in Kombination mit Überdruck-Atemgeräten erreicht werden. Phase 3 ersetzt mit zunehmendem Alter beziehungsweise mit zunehmendem Abbau der Atemkraft die Phase 1. Wichtiges Merkmal: Die öffnende Lagerung (häufig Seitenlage mit betroffenem Areal oben) gewinnt an Bedeutung. Minderbelüftete Lungenareale sollen geöffnet werden. Die Therapiesequenzen sind individuell sehr verschieden und richten sich nach der Konstitution des Betroffenen. Sie variieren zwischen einmal wöchentlich bis mehrmals täglich und dauern zwischen 20 Minuten und 90 Minuten.

Aktivierung

Wir unterscheiden in der Aktivierungs-Atemtherapie bei Duchenne drei Behandlungsschwerpunkte, die pro Behandlungssequenz kombiniert zur Anwendung kommen:

- manualtherapeutische Techniken
- aktives Atemtraining
- Überdruck-Atemtherapie.

Manualtherapeutische Techniken zur Mobilisation des gesamten Brustkorbes unter Einbezug der Weichteile. Das Ziel ist die Beweglichkeit des gesamten Brustkorbes inklusive Zwerchfell zu erhalten.

Aktives Atemtraining zur Stimulation des Hauptatemmuskels, des Zwerchfells. Das Ziel ist ein möglichst gutes Atemzugvolumen (Vitalkapazität) zu erreichen oder zu erhalten. Marktübliche Atemtrainer (z.B. Voldyne®), welche die Inspiration fördern, werden nach genauer Instruktion abgegeben. Vorausgesetzt, die Atemkraft liegt noch über einem Mindestmaß. Das heißt, der Patient kann noch eine befriedigende Ausgangsstellung einnehmen und das Trainingsgerät selbständig halten. Auf ein physiologisches Atemmuster wird geachtet. Die Belüftung der Lungenbasis soll gefördert werden.

Die tiefe Inspiration mit langsamer und langer Exspiration wird zur Basisatemtechnik. Sie wird früh, bereits in den ersten Atemtherapiestunden, trainiert. Langsame und tiefe Inspiration mit langsamer und langer Exspiration bildet die Basis der Sekretmobilisation und Atelektaseprophylaxe. Erfahrungsgemäß fehlt den Duchenne-Patienten häufig die Kraft oder die Möglichkeit, die Glottis bei der Basisatemtechnik offen zu halten. Trotzdem werden auch ohne spezielle Rücksicht auf die Glottisstellung befriedigende Resultate erreicht.

Überdruck-Atemtherapie. BiPAP-Atemgeräte, also Überdruck-Atemgeräte mit geregeltem Ein- und Ausatemdruck, sollen die verminderte Atemkraft maschinell ergänzen und so die Lungen passiv mit Luft füllen. Das maschinelle Aufblasen verfolgt den Zweck, den Brustkorb und die Lunge beweglich zu erhalten. Erwünschter Nebeneffekt: Der Herzkreislauf und die Organe werden angeregt.

Einige Geräte erlauben, den *Trigger* (die Schwelle zur Auslösung der einströmenden Luft) individuell einzustellen. Es gilt, je höher der Trigger, desto größer ist die Eigenleistung, die der Patient zur Auslösung (Unterdruck im Mundraum via Zwerchfellaktivität) aufzubringen hat. Es macht Sinn, den Trigger entsprechend der Konstitution der Patienten einzustellen.

Ausgangsstellung: Entsprechend der Zielsetzung soll, zur Steigerung des Therapieeffekts, die Ausgangsstellung angepasst, mindestens aber variiert werden. Häufige Ausgangsstellungen sind: Sitz, Seiten-, Rücken- und sofern möglich Bauchlage.

Die Bauchgurtung während der Überdruck-Atemtherapie wird diskutiert. Erwartet wird eine gesteigerte Kompression auf das Abdomen, welche die venöse und lymphatische Entstauung fördern könnte.

Es gilt zu beachten, dass die Einstellwerte der BiPAP-Geräte individuell zu ermitteln und mit erfahrenen ÄrztInnen und TherapeutInnen abzusprechen sind.

Sektretmobilisation

Hypoventilation, Kraftverlust und Skoliose mit Verformung des Brustkorbes fördern die Anschoppung von Sekret und somit eine erhöhte Infektanfälligkeit. Für das Gelingen einer kräfteschonenden Atemtherapie ist es entscheidend zu erkennen, was das Problem ist (Infekt, Aspiration u.a.), wo das Problem liegt, sowie die Therapie möglichst rasch einzuleiten (auch während der Schulzeit im Sinne eines dringenden Falles) und die richtige Technik korrekt anzuwenden. Entsprechend werden drei Punkte angesprochen:

- atemtherapeutischer Befund: Art und Ort der Störung
- Techniken: Seitenlage mit langer Exspiration
- Geräte: BiPAP.

Atemtherapeutischer Befund. Mittels Palpation, Perkussion und Auskultation kann das Sekret (Bolus) schnell lokalisiert werden. Effizienz ist von großer Wichtigkeit, da Duchenne-Patienten schnell ermüdbar sind und häufige Lagewechsel und Husten schlecht tolerieren. Zum Glück sind die Sekretansammlungen bei starker Verschleimung oft gut spürbar, sodass auch ohne Auskultation schnell entschieden werden kann, wie das Sekret am effizientesten mobilisiert werden kann. Ist das Sekret weder spür- (Perkussion) noch hörbar (Auskultation), muss der Patient wegen des sehr geringen Atemzugvolumens für die Auskultation beatmet werden. Sehr häufig kann das sekret nur so lokalisiert werden. Durch die Beatmung, kurzfritig mittels IPAP, wird unter anderem die Atembewegung und das Atemgeräusch enorm verstärkt und macht verborgene Prozesse hörbar.

Lagerung. Die am häufigsten angewandte Lagerung ist die Seitenlage mit Sekret obenliegend. Es ist darauf zu achten, dass der Stamm gut gestreckt wird und der Thoraxquerdurchmesser exakt vertikal zu liegen kommt. Dies ist mit genügend Kissenmaterial für Kopf, alle Extremitäten und den Rücken (gegen das Zurückkippen) erreichbar. Bei sehr skoliotischen Patienten gestaltet sich die Lagerung wegen des Rippenbuckels sehr aufwändig. Weil aber gerade skoliotische Patienten besonders häufig unter Anschoppung von Sekret leiden, lohnt es sich, der Lagerung besondere Aufmerksamkeit zu schenken.

Atemtechnik. Das Ziel ist, das Sekret bei minimaler Ermüdung des Patienten zu mobilisieren. Da der Hustenstoß bei Duchenne-Patienten ohnehin sehr schwach ist, also kaum die erwünschte Wirkung zeigt, sollte der Hustenreiz so lange unterdrückt werden, bis der Husten produktiv ist und das Sekret abgehustet werden kann. Die praktische Erfahrung zeigt, dass sich die langsame und lange Exspiration gegen leichten Widerstand mit manueller Hilfe am Thorax und Bauchwand, kombiniert mit Überdruckatemgeräten zur Unterstützung der tiefen Inspiration, gut umsetzen lässt. Das Sekret kann so schnell zentralisiert und hochgeräuspert werden.

Geräte. Bei Duchenne-Patienten ist es wegen der reduzierten Atemkraft und der schnellen Ermüdbarkeit sinnvoll, Luftstromgeneratoren einzusetzen. Um den Sekret mobilisierenden Effekt zu fördern, wird das Gerät (Bird®) mit einem Ausatemwiderstand (PEEP) ergänzt.

Im frühen Stadium mit ausreichender Vitalkapazität kann Wasserblasen kombiniert mit manueller Unterstützung in die Exspiration bereits genügen. Auf jeden Fall gilt bei Sekretanschoppung die Regel: Ausatmung gegen leichten Widerstand fördern. Der Füllungsgrad, beziehungsweise die Eintauchtiefe des Trinkhalmes oder Ähnlichem, entspricht dem Ausatemwiderstand und lässt sich stufenlos variieren. Einige der handelsüblichen Ausatemwiderstände wie der Flutter® haben für Duchenne-Patienten einen zu hohen Widerstand. Der Widerstand (PEEP) sollte idealerweise stufenlos, zum Beispiel mittels Federwiderstand, einstellbar sein.

Spezielle Geräte. Zur Überwachung des Atemtherapie-Verlaufes, vor allem bei sehr starker Verschleimung der Lunge, bewährt sich die *Pulsoximetrie*. Sie schützt vor Überforderung des Patienten und warnt bei Krisen während der Therapie. Außerdem lassen sich objektive Verlaufsparameter festhalten, die mithelfen die Atemtherapie laufend zu optimieren. *Inhalatoren* beziehungsweise geprüfte *Vernebler*, die verordnete Medikamente optimal verneblen, werden häufig zur Erweiterung der oberen Atemwege eingesetzt. Die häufigsten Medikamente sind Atrovent™ und Ventolin™. Ein *Stethoskop* zur Atembefunderhebung ist unabdingbar. Es sollte für die Lungenauskultation geeignet sein, d.h. über genügend dicke Rohre und eine große Membran verfügen. Verschiedene Geräte, die über den Fluttereffekt die Sekretmobilisation stimulieren, sind sinnvoll. Die *Acapella™* bewährt sich in Kombination mit dem *Bird™*. Der *Jet™* ist in leicht umgebauter Weise, ebenfalls in Kombination mit dem Bird™, besonders bei hartnäckiger Sekretanschoppung eine große Hilfe. Der Sinn der Kombination mit dem Bird™ liegt in der Überblähung, also max. Belüftung der Lungen. Maximale Belüftung kombiniert mit Fluttereffekt fördert bei Duchenne-Patienten die oben beschriebene Sekretmobilisation sehr effektvoll.

Atelektaseprophylaxe

Den Duchenne-Patienten fehlt eine ausreichende Atembewegung sowie Lageveränderungen der Lunge gegenüber der Schwerkraft. Die stark reduzierte Vitalkapazität und die stereotype Haltung im Alltag bewirken, dass immer die gleichen Lungenareale belüftet werden.

In der Atemtherapie gilt es, diese Mankos gezielt zu kompensieren, um möglichen Folgeproblemen wie Atelektase und Anschoppung von Sekret entgegenzuwirken. Die wichtigsten Instrumente zur Erreichung dieses Ziels sind:

- Lagerung, Seitenlage
- Geräte-unterstützte Inspiration (IPAP), zirka 20 Minuten pro Seite.

Die Bedeutung der Atelektaseprophylaxe ist für die erwachsenen Duchenne-Patienten mit minimaler Vitalkapazität von großer Bedeutung. Allerdings sind diese Patienten meistens in der Nacht und zum Teil tagsüber beatmet. Das bedeutet, dass die therapeutische Intervention durch den Heimventilator (BiPAP) bereits kompensiert ist. Oft sind nur noch eine regelmäßige Verlaufskontrolle und kleine Anpassungen nötig. Häufige Anpassungen betreffen die Lagerung. Idealerweise schlafen die Patienten nachts in verschiedenen Stellungen (Seitenlage rechts und links). Dies ermöglicht unseren Beobachtungen zufolge eine genügende Belüftung im Sinne einer Atelektaseprophylaxe.

Lagerung. Zum Verständnis der Lagerungstechnik ist es hilfreich, die Lunge als Handorgel oder Spiralfeder zu betrachten. Zieht man eine auf dem Boden stehende Handorgel gegen die Schwerkraft hoch, so wird die oberste Falte am weitesten aufgezogen, weil an ihr das Gewicht aller darunter liegenden Falten zieht. So ähnlich verhält es sich mit der Lunge. Das gegen die Schwerkraft oben liegende Gewebe wird am weitesten aufgezogen. Dreht man also den Patienten in die Seitenlage, so wird die oben liegende Lunge, in Abhängigkeit von der Schwerkraft und des Gewebewiderstandes, geöffnet.

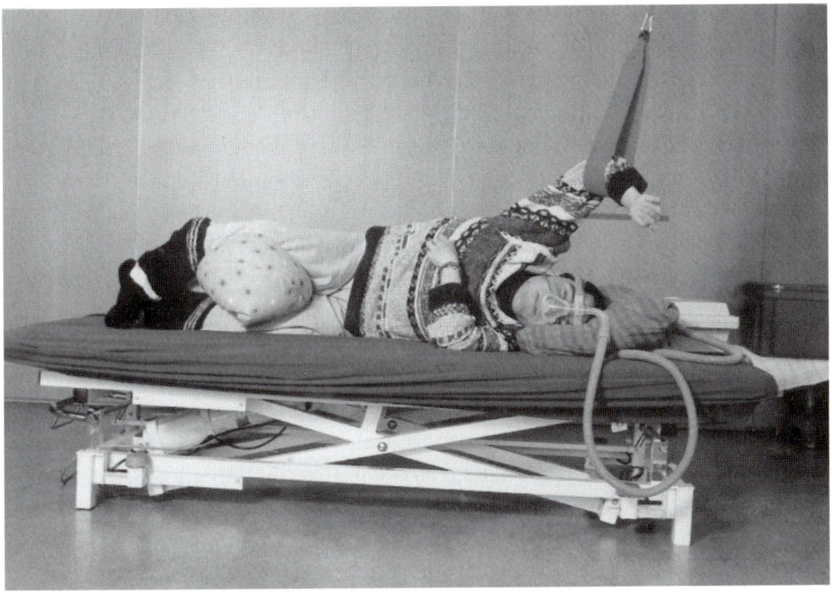

Abbildung 9-7: Korrekte Seitenlage für die Atemtherapie (MEH 2003).

In den meisten Fällen hat sich die Seitenlage, abwechslungsweise zu je mindestens 20 Min. ausgeführt, gut bewährt (**Abb. 9-7**).

Die Qualität der Lagerung entscheidet maßgeblich über den Erfolg der Therapie. Es sollte bei der Seitenlage darauf geachtet werden, dass der Thoraxquerdurchmesser exakt senkrecht, also parallel zur Schwerkraft steht. So ist gewährleistet, dass die oben liegende Lunge genügend geöffnet wird.

Geräte-unterstützte Inspiration. Luftstromgeneratoren wie Bird™ oder andere IPAP-Geräte haben sich bestens bewährt. In Absprache mit dem Arzt wird ein Überdruck von zirka 20 Zentimeter H_2O gewählt. Limitierender Faktor ist häufig der ungenügende Mundschluss; d.h. oft können die Patienten im Stadium 3 beim genannten Druck die Lippen nicht mehr genügend schließen. Dann kann als Alternative anstelle des Mundstückes der Einsatz einer Atemmaske geprüft werden. Häufig benutzen wir für die Atelektaseprophylaxe den Heimventilator (BiPAP), sofern der Patient bereits beatmet ist.

Aus diesem und anderen Gründen bewährt sich der Heimventilator mit manuell regulierbaren Drücken und einer Displayanzeige, welche die eingestellten Werte anzeigt.

9.7 Schmerztherapie

Die Schmerzempfindung ist bei Duchenne-Patienten in der Regel nicht erhöht. Wir müssen aber beachten, dass durch fehlende Druck- und Zugbelastung in den Extremitäten Überempfindlichkeiten bestehen können. Bewegung kann schmerzhaft sein, wenn bei bestehenden Kontrakturen über ein bestimmtes Ausmaß hinaus bewegt wird oder bei hypermobilen Gelenken das physiologische Bewegungsausmaß nicht beachtet wird.

Die häufigste Schmerzursache bei Duchenne-Patienten ist der Bewegungsmangel. Die Immobilität kann Druckdolenzen, Muskelverspannungen und Verdauungsprobleme zur Folge haben.

Druckdolenzen

Druckdolenzen und somit eine erhöhte Dekubitusgefahr treten vor allem bei untergewichtigen, überwiegend erwachsenen Patienten auf. Besonders prädestiniert sind das Gesäß und das Sakrum, die Kontaktstelle zwischen Beckenschaufel und unterem Rippenbogen bei ausgeprägter, nicht stabilisierter Skoliose, d.h. nicht operierten Wirbelsäulen, und der Nasenrücken bei Trägern von Beatmungsmasken. Druckstellen sollten wenn immer möglich vermieden werden, da die Behandlung sehr langwierig und schwierig ist. Die Möglichkeiten für Entlastungsstellungen bei Patienten im fortgeschrittenen Stadium sind zudem oft beschränkt.

Druckdolenzen können auch im Bereich von Nervenplexen auftreten, bedingt durch eine ungünstige Sitzposition.

Maßnahmen bei Druckdolenzen:

- **Hilfsmittelversorgung:** individuell angepasste Sitzkissen mit Gel- oder Lufteinlagerung, Sitzschalen, ausgelassene Rückenlehnen usw.; spezielle Matratzen oder Matratzenauflagen
- **Entlastungsstellungen:** Lagerung in Rücken- oder Seitenlage; Elektrorollstuhl mit verstellbarer Rückenlehne bis in die Horizontale, wodurch ein selbständiger Positionenwechsel ermöglicht wird.

Bei schon bestehenden Druckstellen eignet sich zum Schutz der Haut die Verwendung von Varihesiv®-Pflastern. Zudem bedürfen die betroffenen Stellen einer guten Hautpflege.

Muskelverspannungen

Schmerzhafte Muskelverspannungen treten v.a. bei Patienten mit einer versteiften Wirbelsäule im Bereich der Schultern und des Nackens auf.

Maßnahmen bei Muskelverspannungen:

- Rollstuhlanpassung (siehe Kap. 9.4)
- ergonomische Abklärung des Arbeitsplatzes
- funktionelles Mobilisieren der betroffenen Gelenke unter Berücksichtigung der Muskelschlaufen
- mobilisierende Massage der Nacken- Schultergürtelmuskulatur
- manualtherapeutische Techniken
- Weichteil-Techniken
- Förderung der Durchblutung durch aktiv-assistive Mobilisation am Motomed®

Verdauungsbeschwerden

Vom Bewegungsmangel ist auch die Darmtätigkeit betroffen. Duchenne-Patienten in fortgeschrittenem Stadium leiden oft an schmerzhaften Verstopfungen und Blähungen. Nebst der Immobilität sind Probleme beim Schlucken ein weiterer erschwerender Faktor. Feste Nahrung sowie Flüssigkeit können oft nur in kleinen Mengen eingenommen werden.

Maßnahmen bei Verdauungsbeschwerden:

- Präventiv muss auf eine ausgewogene Ernährung mit einem großen Anteil an Nahrungsfasern und genügend Flüssigkeitszufuhr geachtet werden.
- Therapeutisch bewährt sich die osteopathische Behandlung der inneren Organe.
- Unterstützend können Bauchmassage, Fußreflexzonen-Massage und Wärme wirken.
- Nicht zu vergessen ist die Bewegungstherapie im Sinne einer Ganzkörperaktivierung.

9.8 Der MEH-Index als Erhebungsinstrument

Der MEH-Index (MI) ist ein Erhebungsinstrument und dient der Quantifizierung des individuellen Krankheitsverlaufes und der Bestimmung des Status Quo. Der Beobachter oder die Befragerin stellt anhand acht verschiedener Kriterien fest, wie weit die Krankheit fortgeschritten ist (**Abb. 9-8**). Die Notation erfolgt mittels Zahlenwerten; wobei die Eins für völlige Unabhängigkeit beziehungsweise minimale Symptomatik und die Zehn für volle Abhängigkeit beziehungsweise maximale Symptomatik oder terminales Stadium steht.

MEH-Index©, funktionelle Fähigkeiten

Name, Vorname: Muster Fredy
Jahrgang: 1974
Testvorgehen:

Von oben nach unten
Die erste Frage, die mit Ja beantwortet werden kann, ergibt den Wert.

Qualität
Die Qualität wird nicht beurteilt (Beispiel Vierfüßerstand: Der Rücken darf durchhängen).

Kompensation
Grundsätzlich sind Kompensationen oder Trickbewegungen erlaubt.

Index
Summe (dividiert durch Anzahl der Funktionen) : 8 = Index.

0 Übersicht	Testdatum	Index	Index graphisch	Summe : 8 = Index
	12.3.2001	8.1		
	24.5.2001	8.75		
			1 2 3 4 5 6 7 8 9 10	
Summe				70 65

1 Mobilität (ohne Geräte)	Punkte							
Treppensteigen vorwärts ohne Hilfe, ohne Geländer	1							
Treppensteigen vorwärts mit Hilfe, mit Geländer	2							
Freies Gehen auf Gelände mit Unebenheiten, z. B. Gartenplatten	3							
Freies Gehen im Haus ohne Teppich	4							
Seitliches Treppensteigen mit Festhalten am Geländer	5							
Gehen mit Hilfsmitteln, z. B. am Rollator	6							
Kriechen auf allen Vieren, mindestens 50 cm	7							
Kriechen mit aufgestützten Armen, auf Boden oder Therapieliege mind. 50 cm	8							
Fortbewegung seitlich am Bettrand sitzend ohne Hilfe möglich	9							
Fortbewegung nur noch mit technischen Hilfsmitteln möglich	10						●	●

Abbildung 9-8: Der MEH-Index.

2 Mobilität (mit Geräten)	Punkte							
Normal Velo fahren möglich	1							
Velofahren mit speziellem Velo auf ebenem Terrain möglich	2							
Handrollstuhlfahren, selbständig über kleine Hindernisse	3							
Handrollstuhlfahren, selbständig auf glattem ebenem Boden	4							
ERS-fahren ohne Nackenstütze auf allen Terrains (Busrampe) möglich	5							
Elektrorollstuhlfahren mit orthpädischen Hilfen auf allen Terrains möglich	6							
Elektrorollstuhlfahren mit orthp. Hilfen auf Busrampe nur mit Hilfe möglich	7							
Elektrorollstuhlfahren bei Kälte ohne Begleitperson nicht möglich	8							●
ERS-fahren auf einfachem Terrain zum Teil nur mit Hilfe möglich	9						●	
ERS-fahren nicht mehr möglich	10							

3 Transfer	Punkte							
Transfer WC/Rollstuhl ohne Hilfe ohne Rutschbrett	2							
Transfer Stuhl/Rollstuhl ohne Hilfe ohne Rutschbrett	4							
Transfer Stuhl/Rollstuhl ohne Hilfe mit Rutschbrett	6							
Transfer Stuhl/Rollstuhl mit Hilfe mit Rutschbrett	8							
Transfer nur mit 100 Prozent Hilfe möglich, Lift oder Hebetechnik	10						●	●

4 Statik	Punkte							
Einbeinstand frei ohne Hilfe	1							
Einbeinstand mit Hilfe für das Gleichgewicht	2							
Zweibeinstand frei ohne Hilfe	3							
Zweibeinstand frei mit Hilfe für das Gleichgewicht	4							
Vierfüßerstand frei	5							
Langsitz am Boden	6							
Sitz, frei ohne Hilfe auf Stuhl/Bettrand ohne Rückenlehne	7							
Sitz mit Rückenlehne, Kopfkontrolle gegen SK ohne Hilfe möglich	8							●
Sitz nur mit Seitenlehne, Kopf- und Armstütze möglich	9						●	
Sitz nur mit Sitzschale und/oder Korsett möglich	10							

5 Lagewechsel	Punkte							
Aufstehen vom Boden ohne Hilfe	1							
Aufstehen vom Stuhl/RS ohne Hilfe	2							
Aufstehen vom Stuhl/RS mit Hilfe (z. B. Halten am Tisch)	3							
Lagewechsel RL/Sitz	4							
Lagewechsel RL/BL	5							
Lagewechsel RL/SL	6							
Lagewechsel in RL, Arme, Beine und Kopf selbständig lagern	7							
Lagewechsel in RL, Arme und Kopf lagern	8							

Abbildung 9-8: Der MEH-Index. *(Fortsetzung)*

Lagewechsel in RL, Kopf-Rotation ohne Hilfe	9							●
Alle Lagewechsel nur mit Hilfe möglich	10						●	

6 Ankleiden	Punkte							
Ankleiden voll selbständig möglich	1							
Ankleiden selbständig möglich, benötigt organisatorische Hilfe	2							
Ankleiden oben (T-Shirt, Pullover) im Sitz selbständig möglich	3							
Ankleiden oben (T-Shirt, Pullover) im Sitz, benötigt Hilfe beim Arme heben	4							
Benötigt Hilfe um das T-Shirt in die Hose zu stecken	5							
Benötigt Hilfe für das Schließen der Knöpfe und Reißverschlüsse	6							
Ankleiden sitzend möglich, benötigt Hilfe, Kopfkontrolle gut	7							
Ankleiden nur liegend, jedoch ohne besondere Lagerung möglich	8							●
Ankleiden nur liegend mit bes. Vorsicht beim Drehen und lagern möglich	9						●	
Ankleiden im Liegen erzeugt Atemnot	10							

7 Essen	Punkte							
Essen am Tisch und Butterbrot bestreichen ohne Hilfe möglich	1							
Essen am Tisch mit Besteck ohne Hilfe möglich	2							
Essen am Tisch mit Besteck nur mit Hilfe und/oder Hilfsmitteln möglich	3							
Brotstück kann ohne Hilfe zum Mund geführt und abgebissen werden	4							
Essen muss eingegeben werden	5							
Essensstücke dürfen nicht zu groß, zu zäh oder zu flüssig sein	6						●	●
Das Essen muss speziell zubereitet/präpariert werden	7							
Die Mahlzeiten müssen mit Flüssignahrung ergänzt werden	8							
Stillsitzen und kauen nicht mehr möglich, kompensat. Atembewegungen bzw. geräteunterstützte Beatmung während dem Essen ist notwendig	9							
Sondenernährung	10							

8 Atmung	Punkte							
Normal, VK entspricht dem Alter und der Größe	1							
Normal, VK ist deutlich vermindert (mind. 20 Prozent der Norm)	2							
Atmungsprobleme, Dyspnoe bei Erkältung	3							
Nächtliche Beatmung ist nötig (messbare nächtliche Hypoventilation)	4							
Sprech-Dyspnoe	5							
Teil-Tagbeatmung (Stundenweise BiPAP zur Entlastung)	6							●
Tagbeatmung (nur noch stundenweise ohne Atemhilfsgerät)	7						●	
Vollbeatmung (über 75 Prozent des Tages)	8							
Vollbeatmung (über 90 Prozent des Tages)	9							
Hypoventilation auch unter Beatmung	10							

Abbildung 9-8: Der MEH-Index. *(Fortsetzung)*

Die Kriterien wurden so ausgewählt, dass der technische, zeitliche und personelle Aufwand klein gehalten werden kann und für den Probanden keinerlei Risiken oder Belastungen entstehen. Der Test kann von Ärzten, TherapeutInnen, Pflegebeauftragten und Angehörigen ausgeführt werden. Der Nutzen des Testergebnisses ist vielfältig. In der Langzeitbeobachtung kann der Verlauf grafisch dargestellt und ausgewertet werden. So könnte zum Beispiel die Frage interessieren, ob ein operativer Eingriff (z. B. stabilisierende Rückenoperation) den Verlauf nachhaltig beeinflusst oder ob die Kurve (der Verlauf) im Wachstum besonders steil ansteigt und so weiter. Der ermittelte Wert lässt auch Rückschlüsse auf den Pflege- und Therapieaufwand zu. Generell kann der MI, sofern regelmäßig angewendet, zu einem besseren interdisziplinären und interinstitutionellen Dialog beitragen.

9.9 Ausblick

Die Lebenserwartung der Duchenne-Patienten nimmt derzeit dank der apparativen Atemunterstützung (Heimventilator BiPAP) deutlich zu. Wir rechnen mit rund zehn Jahren. Das bedeutet, dass die Lebenserwartung heute bei zirka 35 Jahren liegen könnte. Allerdings schreitet die Progression der muskulären Dystrophie mit allen übrigen Konsequenzen weiter fort: vollständige Lähmung des Bewegungsapparates und Versteifung der Gelenke. Die körperliche Abhängigkeit der Duchenne-Patienten von Mensch und Maschine nimmt damit massiv zu und stellt uns als betreuende Fachpersonen vor neue Fragestellungen technischer, medizinischer und ethischer Natur. Was sind die Vor- und Nachteile der nicht invasiven Beatmung und wann ist der richtige Zeitpunkt, mit der Beatmung zu beginnen? Ist das Tracheostoma eine Alternative? Wie viel Therapie braucht ein erwachsener Duchenne-Patient, und wäre Muskelaufbautraining bei den Jüngeren sinnvoll, um der eventuellen Dekonditionierung entgegenzuwirken? Was bringt dem Duchenne-Patienten am meisten Lebensqualität?

Durch die technische Entwicklung auf Beatmungsebene sind wir gefordert, auf der Behandlungsebene nachzuziehen und uns den neuen Problemen entsprechend zu entwickeln. Die Mobilisation von völlig versteiften Gelenken macht wohl wenig Sinn. Vielmehr verlangen die inneren Organe nach Bewegung. Viele ältere Duchenne-Patienten leiden an schmerzhaft chronischer Verstopfung und anderen internistischen Komplikationen. Es braucht effiziente therapeutische Ansätze, um diesen wachsenden internistischen Problemen entgegenzuwirken.

Die viszerale Osteopathie lehrt konkrete Behandlungsansätze auf Ebene der inneren Organe. Einige Patienten sprechen gut auf Reflexzonenmassage nach Hanne Marquardt® an. Allerdings müssen diese und andere Methoden, die sich anbieten, noch validiert werden.

Aufgrund der bisherigen Lehrmeinung und unserer praktischen Erfahrungen haben wir bis heute auf ein spezifisches Muskelaufbautraining verzichtet. Zurzeit nehmen einige unserer jungen Patienten an einer Studie teil, welche die Möglichkeiten eines gezielten Muskeltrainings prüft.

Es ist den Duchenne-Patienten und der Physiotherapie zu wünschen, dass sich noch viele TherapeutInnen kritisch mit den verschiedenen Methoden auseinandersetzen werden. Wir sind gespannt, wie sich die Therapie in Zukunft entwickeln wird.

Literatur

Helsmoortel J. (2002). *Lehrbuch der viszeralen Osteopathie*. Stuttgart: Thieme.

Larsen Ch. (1995). *Spiraldynamik, Die zwölf Grade der Freiheit*. Petersberg: Via Nova.

Marquardt H. (1993). *Praktisches Lehrbuch der Reflexzonentherapie am Fuß*. Stuttgart: Hippokrates.

Schenker M. (2000). *Analytische Atemphysiotherapie*. Bern: Edition Phy.

Fotos von Nicklaus Spoerry, 8004 Zürich, nspoerri@remote.ch.

10 Soziale Aspekte

Elisabeth Kropf

Der Hausarzt[1] ist ein sehr wichtiger Partner für Knaben oder Jungen mit DMD und deren Familie. Er begleitet diese oft über viele Jahre. Manche Hausärzte haben am Anfang noch keine Erfahrung, wie sich diese Diagnose im Alltag auswirken kann. Es ist mir ein Anliegen, dass Betroffene und ihre Familien ernst genommen und im Coping (d.h. in der Bewältigung) unterstützt werden. Die Diagnose DMD bedeutet eine sehr anspruchsvolle, nicht leichte Lebensaufgabe, doch sie *kann* bewältigt werden. Dabei ist von Vorteil, wenn beide Elternteile diese Aufgabe gemeinsam lösen wollen.

Der Lebensprozess von Jungen mit DMD kann im Folgenden in sechs chronologische Phasen mit den jeweils zu erwartenden Veränderungen eingeteilt werden, und ich weise jeweils auf mögliche kritische Punkte hin. In jeder Phase sind begleitende, unterstützende Gespräche nötig, sei es durch den Hausarzt, einer Sozialarbeiterin oder anderen (fachlichen) Bezugspersonen der Familie. Zu jeder Phase werden Themen erwähnt, mit welchen sich die Eltern, der Betroffene oder die Familie fast unweigerlich auseinander setzen muss. Auch gebe ich Hinweise, was in organisatorischer Hinsicht anstehen könnte.

Es geht also in jedem Abschnitt um

- Unterstützung beziehungsweise Anregung zur Auseinandersetzung mit bestimmten Themen im **Gespräch**
- **Information** zu Handen der Familie, zum Beispiel über Versicherungs- oder andere Ansprüche und über Hilfsangebote
- **Organisation** von konkreten Hilfen im Alltag (Hilfsmittel, Hilfestellung für Entlastung etc.)
- **Vernetzen** der verschiedenen Dienstleistungen (wer macht was?).

1 Der besseren Lesbarkeit wegen habe ich jeweils nur die weibliche oder männliche Form verwendet. Selbstverständlich ist jeweils auch die jeweils andere eingeschlossen.

Bei Familien fremder Herkunft spielen bei jedem Abschnitt zusätzlich folgende Fragen eine Rolle: Haben sie die Informationen verstanden? Welche Sinngebung erfährt die Krankheit in ihrem Kulturkreis? Wie ist das Rollenverständnis betreffend Pflege etc.?

10.1 Phase 1: Ahnung, Abklärung, Diagnose, Schock

> ... ein Messer im Rücken und ein Sturz durchs offene Fenster. (Ein Vater)

Es kommt vor, dass vor allem Mütter beobachten, dass beim Kind etwas anders ist (z.B. als bei seinen Geschwistern), oder sie ahnen, etwas stimmt nicht. Dies auch, wenn der Hausarzt zunächst vertröstet, das komme dann schon. Einige bestehen sofort auf weiteren Abklärungen. In jedem Fall ist die von Ungewissheit geprägte Zeit von einer Abklärung – von wem und weshalb sie auch in die Wege geleitet wird – bis zur Diagnose für die Eltern sehr belastend. Bei einer Bestätigung der Diagnose DMD gerät der Lebensplan einer Familie schlagartig durcheinander, Wunschbilder werden zerstört. Hier ist erste Trauerarbeit angesagt. Dies kann bei der Mutter und beim Vater recht unterschiedlich sein. Da DMD Knaben betrifft, sind manche Väter enttäuscht oder sogar gekränkt, dann mit dem Sohn zum Beispiel nicht Fußball spielen zu können. Bei den Eltern können in dieser aufwühlenden Zeit psychosomatische Reaktionen wie Verdauungs- oder Schlafstörungen auftreten.

Wie geht es dem betroffenen Kind (und seinen Geschwistern, falls es welche hat) in diesen Wochen? Wenn den Eltern als Folge der eben mitgeteilten Diagnose DMD sozusagen der Boden unter den Füßen weg gezogen wurde, sind sie vermutlich nicht in der Lage, die erwünschte Geborgenheit zu vermitteln. Wer kann hier (emotionale) Unterstützung geben? Haben die Eltern eine stützende Herkunftsfamilie oder gute Freunde, mit welchen sie offen sprechen können? Wie reagieren sie? Erschweren oder verhindern Schuldgefühle solche Gespräche? Schuldgefühle anzusprechen, kann entlasten. Solche sind vor allem bei Müttern fast immer vorhanden, obwohl sie objektiv keine Schuld trifft.

Falls die Familienplanung noch nicht abgeschlossen ist, spielt die Frage der Vererbung bereits eine wichtige Rolle. Ist die Mutter vielleicht Trägerin? Was bedeutet das für die weitere Familienplanung? Auch falls keine weiteren Kinder mehr geplant waren, stellt sich die Frage, ob jüngere Brüder auch betroffen oder eine Schwester Trägerin sein könnten. Es ist zu hoffen, dass diesbezüglich auch von außen keine Schuldzuweisungen kommen (zum Beispiel «Erbsünde»). Die bisherige Wertordnung von Mutter und Vater wird erschüttert. Eine neue innere Orientierung wird gesucht. Diese Veränderungen können sich auch auf auf die Verwandtschaft, den Freundeskreis, die Nachbarschaft, Wohn- und Arbeitswelt etc. auswirken. Es ist hilfreich, dieses Schicksal als Lebensaufgabe zu betrachten. Die Mitwelt ist aufgerufen, in geeigneter Weise mitzuhelfen, dass diese Aufgabenerfüllung gelingt.

Kritischer Punkt. Falls eine Abklärung verzögert wird, besteht eventuell schon eine weitere Schwangerschaft. Dies kann als doppelter Schicksalsschlag erlebt werden, je nachdem aber auch als Glück: Im vollen Bewusstsein des Risikos hätten die Eltern eventuell keine weitere Schwangerschaft mehr gewagt.

Gespräch. Siehe alle oben erwähnten Themen. Haben Mutter und Vater entsprechende Gesprächspartner? Was gibt ihnen Halt?

Information. Adresse (einschließlich Internet) von Selbsthilfeorganisationen und Eltern-Selbsthilfegruppen geben (siehe Kap. 12), auf Wunsch auch Literaturangaben. Manche Mütter oder Väter wollen schon jetzt möglichst viel lesen.

Versicherungstechnische Hinweise, sofern nötig (in der Schweiz zum Beispiel ist eine IV-Anmeldung zu veranlassen, da die Behandlung von DMD als so genanntes Geburtsgebrechen von der IV, d.h. Invaliden-Versicherung, bezahlt wird); eventuell bereits die Beratungsstelle einer Hilfsorganisation (wie in der Schweiz beispielsweise Pro Infirmis) erwähnen. (Es würde den Rahmen dieser Publikation sprengen, für die drei Länder Deutschland, Österreich und Schweiz gezielte Informationen zu geben zum jeweiligen Versicherungswesen, zu finanziellen und anderen Ansprüchen – dies umso mehr, als Vieles dauernd im Fluss ist. Als erste Anlaufstelle ist sicher jeweils die nationale Gesellschaft für Muskelkranke mitsamt Internetadresse zu nennen. Diese Gesellschaften können manche Fragen direkt beantworten, jedoch auch Themen bezogen weitere Adressen vermitteln bzw. auf regionale Beratungsstellen hinweisen. Zudem sind in den Internetseiten der Muskelgesellschaften bereits etliche Informationen und Hinweise enthalten.)

Organisation. Eventuell sind die Eltern durch den Schock derart betroffen und überfordert, dass eine Entlastung im Haushalt oder für die Kinderbetreuung nötig ist.

Vernetzen. Je nach Bedarf den Kontakt zu einem Psychologen oder eventuell schon jetzt zu einer Beratungsstelle empfehlen.

10.2 Phase 2: körperlich eher stabile Zeit

> Wenn die Kinder daheim sind, lebe ich mit ihnen in der Gegenwart, und es geht mir gut. Erst wenn sie in der Schule sind, mache ich mir Sorgen um die Zukunft. (Eine Mutter)

Nachdem die Diagnose bekannt ist, wird in der Regel Physiotherapie verordnet (je nach Alter). Das gibt der Familie einerseits das Gefühl, nicht tatenlos ausgeliefert zu sein. Andererseits beobachten Eltern durch die aktive Physiotherapie oft tatsächlich eine Verbesserung der motorischen Entwicklung bei ihrem Sohn. Das gibt ihnen Hoffnung. Dem Kind merkt man ja meistens am Anfang noch wenig an. Einige Eltern schöpfen daraus Trost, dass sie Zeit haben, um sich mit dem Unabhänderlichen abzufinden. Sie wollen mit dem Kind die Gegenwart voll auskosten und möglichst viel unternehmen, ihm im Rahmen seiner Kräfte sportliche und andere Erfahrungen vermitteln.

Manche Eltern holen unendlich viele Informationen ein, wollen alles genau wissen über den voraussichtlichen Verlauf dieser Muskelkrankheit. Andere hingegen wollen alles noch möglichst fern halten. Etliche suchen alternative Behandlungen in der verzweifelten Hoffnung auf Heilung. Sofern dadurch das Allgemeinbefinden des Kindes gestärkt werden kann, der Aufwand und die Kosten angemessen sind, ist nichts einzuwenden. Manchmal möchte aber das betroffene Kind selber nicht mehr zu einer speziellen Behandlung gehen.

Die Konfrontation mit dem Unabänderlichen wird innerhalb des Elternpaares meist unterschiedlich erlebt und es kann – je nach Vorgeschichte des Paares – sehr schwierig sein, darüber zu sprechen. Die Paar- und Familiendynamik verändert sich.

Während die Kinder in der Gegenwart leben und sich an der konkreten Situation freuen oder daran leiden, stellen sich Eltern bange Fragen nach der fernen Zukunft des betroffenen Sohnes und seines ganzen Lebens.

Es ist wichtig, dem Kind trotz Einschränkungen etwas zuzumuten. Trotz beginnenden körperlichen Einschränkungen soll das Kind selber tun, das ihm möglich ist. Ermutigung statt Mitleid! Das stärkt sein Selbstbewusstsein. Es ist hilfreich, den Knaben schon früh zur Selbstverantwortung zu führen, ihn mitentscheiden zu lassen.

Wie ist die Wohnung beziehungsweise das Haus geeignet und zugänglich hinsichtlich der späteren Gehbehinderung? Eventuell muss ein Umbau oder ein Wohnungswechsel ins Auge gefasst werden.

Kritischer Punkt. Durch den allfälligen Glauben an eine Wunderheilung oder das Nicht-Wahrhaben-Wollen kann eventuell eine vorübergehende

Entlastung entstehen. Zeitweiliges Wegsehen und Ablenken ist manchmal nötig, um das überhaupt zu ertragen. Einigen Familien gelingt es, diese Phase mit kaum Einschränkungen bewusst zu genießen als eine relativ unbeschwerte Zeit. Zu langes Wegsehen birgt aber die Gefahr, dass nötige Schritte verzögert eingeleitet werden.

Gespräch. Siehe alle bisherigen Themen.

Information. Abklären, ob die Familie alle bisher nötigen Informationen bekommen und verstanden hat. Wohin könnten sich die Eltern konkret wenden, falls ein Umbau des Hauses nötig wird (siehe Kap. 12). Welche Möglichkeiten bestehen allenfalls, um leichter zu einer rollstuhlgängigen Wohnung zu kommen?

Organisation. Abklären, ob alles bisher Nötige in die Wege geleitet wurde (z.B. Versicherungsanmeldung). Bestehen im Hinblick auf die Zukunft bauliche Hindernisse in der Wohnung, im Kindergarten oder der Schule, welche schon jetzt bearbeitet werden müssten?

Vernetzen. Je nach Bedarf bereits eine Beratungsstelle beziehungsweise einen Psychologen einschalten. Je nach Situation am besten schon jetzt eine Hilfsmittelstelle (mit Kenntnissen über Muskelkrankheiten) beiziehen, welche auch Wohnungsabklärungen macht.

10.3 Phase 3: Stürze, Verlust der Gehfähigkeit

> Die beiden weinen, weil sie keinen Rollstuhl haben, und machen einen Plan, um ihn zu klauen. (Junge mit Duchenne-Muskeldystrophie zum Zeitpunkt des Gehverlusts wählte aus einer Geschichte dieses Motiv für seine Zeichnung)

Der Knabe stürzt vermehrt. Er kann sich dabei Schmerzen zufügen. Oft hat er auch Angst, von anderen geschubst zu werden – absichtlich oder aus Unachtsamkeit – und dann nicht mehr aufstehen zu können. Einige Betroffene reagieren darauf mit Agression, andere mit Resignation. Sie weigern sich jetzt vielleicht, bei den Physiotherapie-Übungen mitzumachen, da dies doch nichts nütze. Diese Phase ist sehr belastend, sowohl für den Knaben wie auch für seine Familie. Mütter oder andere nahe stehenden Betreuungspersonen sind seelisch und mit körperlichen Hilfestellungen besonders gefordert. Das ganze Familiengefüge wird betroffen.

Auf der konkreten Ebene stellen sich Fragen wie: Wer oder was könnte helfen, die Situation zu entschärfen? Welche Aktivitäten sind für das Kind noch möglich? Mit welchen Hilfsmitteln oder Vorkehrungen könnten sie erhalten oder erweitert werden? Vermutlich ist ein Rollstuhl zumindest für größere Strecken draußen wünschenswert.

Auf der seelischen Ebene werden die zunehmenden körperlichen Einschränkungen des Knaben betrauert und Sinnfragen gestellt.

Die zunehmende Behinderung tangiert nun auch vermehrt Bereiche außerhalb des Elternhauses. Gibt es zum Beispiel einen geeigneten Kindergarten, eine geeignete Schule in erreichbarem Umkreis? Zur Beantwortung dieser Frage müssen u.a. die Kooperationsbereitschaft der Schule und die Überwindung von allfälligen baulichen Hindernissen abgeklärt werden. Die Lehrerschaft muss informiert werden. Wie kann der Schulweg zurückgelegt werden? Vielleicht gehört von Anfang an der Gedanke an eine Sonderschule dazu. Mobilität wird immer mehr zum Thema. Hat die Familie ein eigenes Auto? Hat darin auch der Rollstuhl Platz? Hat die Mutter einen Fahrausweis?

Kritischer Punkt. Mit dem Gedanken an einen Rollstuhl haben Eltern – besonders Väter – öfters Mühe. Sie ziehen es anfänglich vor, den Sohn zu tragen oder auf gewisse Unternehmungen zu verzichten. Die Knaben zeigen sich in der Bereitschaft zu diesem Hilfsmittel offener und erleben dieses in der Regel als große Erleichterung.

In dieser Phase, aber auch während des ganzen Verlaufs, ist es wichtig, den Blick auf das Gesunde nicht zu verlieren und das Gesunde zu benennen. Entsprechende Ermutigungen schätzen betroffene Familien auch aus dem Mund von Ärzten, wie ich erfahren habe.

Gespräch. Siehe alle oben erwähnten Themen. Es ist sowohl die konkrete praktische Ebene wie auch die seelische oder Verarbeitungsebene anzusprechen. Ein konkretes Problem handelnd anpacken zu können, wirkt sich auch auf die Befindlichkeit positiv aus. Deshalb ist es empfehlenswert, wenn Aufgaben innerhalb der Familie, insbesondere des Elternpaares für den behinderten Sohn gemeinsam oder abwechslungsweise arbeitsteilig übernommen werden. Wie geht es den gesunden Geschwistern, wie erleben sie die Veränderungen beim betroffenen Bruder? Erholungsmöglichkeiten, Ferien dürfen nicht außer acht gelassen werden. Kann das Paar auch mal allein verreisen?

Information. Vorgehensweisen zur Hilfsmittelbeschaffung mit Bezugsadressen. Hinweis auf Lager für muskelkranke Kinder mit Anmeldeadresse. Hinweis auf Pfadfinderlager (trotz allem) mit Anmeldeadresse (siehe Kap. 12).

Organisation. Klären, inwiefern die Familie die nötigen Beschaffungen oder Anpassungen selber in die Wege leiten kann. Allenfalls bei den erforderlichen Formalitäten behilflich sein.

Vernetzen. Je nach aktuellem Bedürfnis mit Hilfsmittelausstellung, Behindertenorganisationen etc. Eventuell Hilfe beim Kontakt mit der Schule, den Eltern von Mitschülern usw. Allenfalls psychologische Betreuung des betroffenen Knaben oder der ganzen Familie.

10.4 Phase 4: vermehrte körperliche Abhängigkeit

> Da drückt es noch, hier noch ein wenig ziehen. Halt – schon zu viel! – Solche millimetergenauen Aufträge von Jungen mit DMD beim Ankleiden und Lagern übernehmen viele Mütter laufend. (Ein Spitalarzt)

Die Muskelkraft des Knaben nimmt ab. Davon sind auch die Arme zunehmend betroffen. Der Hand-Rollstuhl, bald auch ein Elektro-Fahrstuhl, wird unerlässlich. Letzterer schenkt dem Jungen neue, für seinen Selbstwert sehr wichtige Bewegungsfreiheit. In der Fortbewegung draußen kann er mit anderen wieder mithalten. Die Kraft seines Fahrzeuges wird von anderen bewundert. Der Elektrorollstuhl ist aber schwer und benötigt mehr Platz. Treppen können damit nicht überwunden werden. Für den Transfer ins Auto ist eine Rampe oder dergleichen nötig. Ist das Auto dazu geeignet und groß genug?

Gesunde Kinder im gleichen Alter entwickeln sich in Richtung Selbstständigkeit. Demgegenüber muss sich der Knabe mit DMD zunehmend helfen lassen. Für seine Beschäftigungen ist er auf Handreichungen seiner Mitmenschen angewiesen. Es müssen ihm zum Beispiel die Schulsachen gepackt und bereit gelegt werden. In der Selbstpflege (Aufstehen, Körperpflege, Verrichten der Notdurft, Essen) wird der Junge zunehmend abhängiger. Das gibt Konflikte. Der Sohn äußert sich oft verbal agressiv gegenüber seiner helfenden Mutter. Der Junge wie auch seine Angehörigen sind mit immer neuen Verlusten konfrontiert, eigentlich ein dauernder Trauerprozess! Ist jetzt – falls bisher die öffentliche Schule möglich war – ein Wechsel in eine Schule für Körperbehinderte angezeigt? Welche Lebensträume hat der Junge? Was könnte trotz aller Einschränkungen doch verwirklicht werden? Welche beruflichen Perspektiven bestehen? Die Sexualität kommt von Seiten der Erwachsenen eher selten zur Sprache, obwohl sie die Jungen beschäftigt. Es handelt sich wohl eher um ein Tabu, denn es gibt nur wenig

Schriften betreffend Behinderte und Sexualität. In der Semesterarbeit «So anders doch nicht» und im Buch «Ich lebe sehr gerne» (s. Literatur) wird das Thema aber offen angesprochen. Das innere Ahnen um einen frühen Tod wird immer deutlicher. Möchte der Knabe darüber sprechen? Vielleicht weicht er dem Thema gegenüber seinen Eltern aus. Welche Vertrauensperson gäbe es hierfür?

Kritischer Punkt. Zufolge seiner körperlichen Abhängigkeit ist die Bindung zwischen dem Sohn und der Mutter sehr eng. Die Mütter wissen durch ihre tägliche Übung meist sehr genau, wie sie die Jungen im Rollstuhl platzieren oder im Bett lagern müssen, damit sie sich wohl fühlen. Begreiflicherweise hat der Sohn Mühe, die Hilfe zum Beispiel des meist weniger geübten Vaters oder einer anderen Person zu akzeptieren. Trotzdem sollte der Sohn rechtzeitig lernen, verschiedene Hilfen zu akzeptieren. Kritisch wird es zudem, wenn das Leben der ganzen Familie nur noch rund um die Behinderung organisiert wird. Auch hier gilt, dass die Bedürfnisse der Geschwister nicht außer acht gelassen werden sollten.

Gespräch. Siehe alle obigen Themen. Es scheint mir wichtig, rechtzeitig auch auf die kritischen Punkte zu achten. Eine geeignete Sonderschule (Externat oder sogar Internat) kann möglicherweise gegenseitige Entlastung bringen. Für Hilfsmittelanschaffungen muss die Gesamtsituation betrachtet werden. Ist die Wohnung groß genug für einen Rollstuhl? Wo kann der Elektro geparkt werden? Gibt es zu Hause oder in der Schule Hindernisse durch Treppen?

Information. Welche Entlastungsmöglichkeiten bestehen und wie sind sie allenfalls zu finanzieren (Invaliden-Versicherung, private Fonds etc.)? Welche alternativen Schulungsmöglichkeiten gäbe es nötigenfalls? Was für Wege gibt es in beruflicher Hinsicht? Für die Schularbeiten kann ein Computer oder Laptop hilfreich sein. Welche Finanzierungsmöglichkeiten dafür gibt es? Adresse einer Organisation, welche (letzte) Wünsche erfüllen und damit Schwerkranken Mut machen will (siehe Kap. 12).

Organisation. Rollstuhl, Elektro-Rollstuhl oder dergleichen. Eventuell ist ein Auto-Umbau oder die Anschaffung eines größeren Autos nötig für den Transport des Kindes mitsamt Rollstuhl. (Versicherungsanspruch beziehungsweise Finanzierungshilfe angezeigt?) Vorrichtungen zu Erleichterung der Körperpflege: Elektrobett in der Höhe verstellbar, Hebevorrichtung (z.B. Deckenkran), Badesitz oder Badelift etc.

Vernetzen. Hilfsmittelausstellung und neutrale Hilfsmittelberatung, Beratungsstelle für Behinderte, welche die verschiedenen Hilfsangebote kennt und diese Ressourcen erschließen kann, Kinder- beziehungsweise Jugendlager für Muskelkranke, Berufsberatung (für Behinderte), Ausbildungsstätten. Siehe auch alle früheren Vernetzungsvorschläge.

10.5 Phase 5: Adoleszenz, Ablösung

> Von mir will er sich nicht zu Bett bringen lassen.
> (Der Partner einer total erschöpften Mutter)

Die Behinderung ist fortgeschritten. Nicht bei allen Jungen mit DMD treten Rückenverkrümmungen oder unerwartete Herz- beziehungsweise Atemprobleme als Komplikationen auf. Die in solchen Fällen empfohlene Rücken-Aufrichteoperation beziehungsweise eine allfällige nächtliche Beatmung wird meist als Verbesserung der Lebensqualität erlebt. Der pflegerische Aufwand wird aber ohnehin bei allen größer. Meist braucht der Jugendliche auch nachts jemand, der ihn – zum Teil mehrmals – umlagert. Das vermehrte nächtliche Herbeirufen von Hilfe zum Umlagern ist manchmal auch ein Ausdruck von Ängsten. Je nach Zustand kann die Nachtruhe nicht nur des Betroffenen, sondern auch der Helfenden beträchtlich gestört werden. Die Eltern sind sowohl körperlich wie seelisch sehr gefordert. Je nach Verlauf der Behinderung kann sich für den Jugendlichen und die Angehörigen unerwartet die Frage nach Lebens-verlängernden Maßnahmen stellen. Es ist wünschenswert, dass diese Problematik vor einem Ernstfall in Ruhe diskutiert werden kann. In dieser Phase wird von den Eltern in jedem Fall ein allmähliches Loslassen gefordert, je nachdem sogar in doppeltem Sinn. Erstaunlich ist, wenn der junge Mann es trotz seiner schweren Behinderung schafft, eine Partnerschaft einzugehen und sich von den Eltern abzulösen. Eine solche Beziehung ist naturgegeben begrenzt und nicht ohne Hindernisse. Sie bedeutet aber die Erfüllung eines Lebenstraums. So sind die Eltern gefordert, den Sohn an seine (pflegende) Partnerin frei zu geben. Doch auch sonst wird den Eltern eine Trennung von ihrem Sohn aufgebürdet, nämlich spätestens im Zeitpunkt seines frühen Todes.

Kritischer Punkt. Wenn die Beziehung zwischen Mutter und Sohn symbiotisch ist, entsteht eine zunehmende gegenseitige Überforderung. Der Sohn hat Mühe, andere Hilfen zu akzeptieren und die Mutter ist erschöpft. Einerseits wird der Tod als Erlösung herbeigesehnt und andererseits die Trennung, der endgültige Verlust befürchtet.

Gespräch. Siehe alle obigen Themen. In jedem Fall sollten Ängste rund ums Sterben angesprochen werden können.

Information. Versicherungsmäßige Ansprüche unter veränderten pflegerischen und anderen Gegebenheiten.

Organisation. Sind neue versicherungsmäßige Ansprüche geltend zu machen (in der Schweiz z.B. für Rente, Ergänzungsleistungen)? Vermehrte pflegerische Hilfen, Entlastung, eventuell Nachtwache.

Vernetzen. Unter Umständen Dirne, eventuell Seelsorger, Psychologin, Organisation für spitalexterne Pflege.

10.6 Phase 6: Abschiednehmen, Loslassen und danach

> Ich lebe sehr gerne. (Ein 28-jähriger Mann mit DMD)

Muskelkranke mit der Diagnose DMD müssen während ihres ganzen Lebens immer wieder Abschied nehmen: von der Fähigkeit zu gehen, aufzustehen usw., sowie von lieb gewordenen Gewohnheiten, die nicht mehr möglich sind. Es gibt Familien, die solche Verluste jeweils intensiv betrauern, zum Beispiel miteinander weinen und die danach wieder Kraft verspüren, das Leben unter den neuen Gegebenheiten zu meistern. Die Tatsache, dass zuletzt der Tod in jungen Jahren wartet, bedeutet eine besondere Herausforderung. Diese wird manchmal möglichst lange verdrängt. Der endgültige Abschied durch den Tod kann bei DMD plötzlich und recht unerwartet kommen. Dann bleiben die Angehörigen erschrocken zurück. Der Junge ist vielleicht aus einem trotz seiner Behinderung vollen Leben gerissen worden. Das erwartete Sterben kann sich aber unerwartet lange hinausziehen. Es scheint manchmal, dass dies etwas mit dem loslassen können zu tun hat. Loslassen aus wessen Perspektive: des Muskelkranken selber? Seiner Mutter, seines Vaters oder seiner Geschwister? Muss noch irgendetwas «erledigt» werden? Letztlich doch ein Geheimnis.

Kritischer Punkt. Der Tod mag je nach Zeitpunkt eine große Erlösung bedeuten. Innerhalb der Familie kann dies aber unterschiedlich erlebt werden. Eine Mutter, die mit fast übermenschlichen Kräften alles für ihr Kind getan hat, kommt sich jetzt vielleicht nutzlos vor, sieht keinen Sinn mehr. Der Trauerprozess braucht Kraft und Zeit.

Gespräch. Wichtig ist, dass der Betroffene wie auch seine Angehörigen eine Ansprechperson haben, jemand mit der Bereitschaft, dieses Leiden mit auszuhalten. Es geht eher ums da sein, als um viel Worte. Es kann unter Umständen hilfreich und tröstlich sein, wenn andere Eltern die ihren Sohn schon früher hergeben mussten und dies größtenteils überwunden haben, den Sterbenden oder die Angehörigen besuchen.

Information. Ähnlich wie zur Zeit der Diagnose kann nach dem Tod in der Zeit der Trauer ein Gefühlschaos bei den Hinterbliebenen entstehen. Zu wissen, dass dies in einer solchen Situation normal ist, kann diese vielleicht von zusätzlichen Ängsten entlasten. Die Angehörigen sollten wissen, dass es Vereinigungen und Gruppen gibt, die in der Trauerarbeit unterstützen.

Organisation. Vielleicht braucht die Familie ganz praktische Hilfe oder Unterstützung mit den anstehenden Formalitäten.

Vernetzen. Mit anderen Betroffenen, falls erwünscht mit Gruppen, die Trauernde begleiten. Allenfalls ist eine psychiatrische oder psychologische Trauerbegleitung angezeigt (siehe Kap. 12).

Schlussgedanken. DMD wirkt sich praktisch auf alle Lebensbereiche aus. Das Spektrum reicht von der Schwangerschaft bis zumTod. Ich wünsche mir, dass alle Duchenne-Muskelkranke das nötige Verständnis, die seelische und medizinische Unterstützung und die erforderliche Assistenz im Alltag erhalten. Das heißt weder Mitleid noch totale Schonung. Auch für die Angehörigen, welche von der Diagnose in hohem Maß mitbetroffen sind, erhoffe ich mir die angebrachte Unterstützung in ihrer Aufgabe. Es ist von Vorteil, wenn der Muskelkranke selber wie auch seine Angehörigen lernen, ihre Grundbedürfnisse klar und sachlich (möglichst in freundlichem Ton) zu äußern.

Literatur

Müller M., Brühlmann-Jecklin E. (2001). *Ich lebe sehr gerne.* Zürich: Anja.
Müller M. (2000). *So anders doch nicht.* Semesterarbeit am Wirtschaftsgymnasium. Manuskript.
Eggli U., D. und C. (1986) *Die Zärtlichkeit des Sonntagsbratens.* Bern: Zytglogge.
Moser H. (1992). *Erbliche neuromuskuläre Erkrankungen beim Kind.* Stuttgart/Jena: Gustav Fischer.
Schmitt E.-E. (2003) *Oskar und die Dame in Rosa.* Zürich: Ammann.
Welter-Enderlin R. (1999). *Wie aus Familiengeschichten Zukunft entsteht.* Freiburg i.Br.: Herder.

11 Ausblick

Denis Bron

Duchenne-Muskeldystrophie hat es immer bei Menschen gegeben. Sie bekam ihren Namen im 19. Jahrhundert, nachdem der französische Arzt Duchenne de Boulogne sie 1868 beschrieb. Aufgrund der Art der Vererbung wusste man zu Beginn des 20. Jahrhunderts bereits, dass ein Defekt auf dem X-Chromosom für die Krankheit verantwortlich ist, aber erst 1986 wurde das Gen selbst, das Dystrophin-Gen, identifiziert und kurz danach auch das Protein Dystrophin charakterisiert, das bei Duchenne-Jungen fehlt. Danach war man und ist stets optimistisch, dass die schnell voranschreitende Genforschung bald einen gentherapeutischen Weg finden würde, das Gen und das Protein zu ersetzen und damit die Krankheit zu heilen.

Die ersten klinischen Versuche, das Gen zu ersetzen, der Myoblastentransfer, zeigten 1991, dass die Methode zwar bei Mäusen Erfolg hatte, bei Duchenne-Jungen jedoch unwirksam war. Jetzt, mehr als zehn Jahre nach der Entdeckung des Gens, gibt es immer noch keine Gentherapie, weder für Duchenne-Muskeldystrophie noch für irgendeine andere Erbkrankheit wie zum Beispiel die Mukoviszidose. Die Erkenntnisse sind jedoch um vieles größer geworden. Eine ganze Reihe von Gentransportern, Viren oder andere Vektoren, werden an Mäusen und Hunden untersucht. Inwieweit die akutellen Resultate einer genetischen Antisense-Therapie klinisch eine Rolle spielen, bleibt vorerst offen (Lu et al. 2003). Doch bevor sie in die Muskeln von Kindern eingebracht werden können, muss feststehen, dass sie sicher und wirksam sind, zuerst bei Mäusen, dann bei Hunden und schließlich bei Patienten, d. h. sie müssen das Wiederauftreten von Dystrophin an der Innenseite der Muskelmembran hervorrufen und die Muskelfunktion deutlich verbessern. Der nächste Schritt wäre die Entwicklung einer Methode, die die Injektion in den Blutstrom erlaubte, sodass alle Muskeln, auch die des Herzens und der Lunge, erreicht werden könnten. Alle diese Studien erfordern zeitaufwendige Experimente mit großen Patientengruppen. Und nicht zuletzt müssen die technischen und wirtschaftlichen Probleme der Herstellung des therapeutischen Mittels in großem Maßstab gelöst werden.

Alle diese Anforderungen müssen überdacht und geprüft werden, bevor man voraussagen kann, wie lange es dauern wird, bis es eine sichere und wirksame Therapie für Kinder mit Duchenne-Muskeldystrophie geben wird. Die Antwort auf diese Frage ist die wichtigste für Eltern und ihre Söhne. Es wird noch mehrere Jahre dauern, bis eine nützliche Therapie für DMD-Patienten zur Verfügung steht. Das ist nicht, was man erwartet hatte, das ist die negative Seite dieses schwierigen Problems, die positive ist, dass immer mehr fähige und engagierte Wissenschaftler in Laboratorien in vielen Ländern an einer Heilung arbeiten. Deswegen wird es aus meiner Sicht eine wirksame Heilung geben, früher oder später.

Literatur

Lu Q. et al. (2003). Functional amounts of dystrophin produced by skipping the mutated exon in the mdx dystrophic mouse. Nature Medicine # DOI:10.1038/nm897.

12 Adressen, die weiterhelfen

Jens Rüthemann

Die folgende Übersicht der genannten Kontaktadressen erhebt nicht den Anspruch auf Vollständigkeit, vielmehr soll hier ein kleiner Überblick für Anlaufstellen gegeben werden. (Empfehlenswert ist es deshalb, direkt die hier genannnten Landesgruppen zu kontaktieren, die einem möglicherweise weitere nahe gelegene Anlaufstellen und Adressen mitteilen können.) Die Aufteilung der Adressen erfolgt nach: Kontaktadressen in Deutschland für DMD (nach Bundesländern), Kontaktadressen in der Schweiz für DMD, Kontaktadressen in Österreich für DMD und Hilfsmittel in der Schweiz. Bei spezifischen Fragen ist empfohlen, die landesweiten Fachgesellschaften zu kontaktieren.

Deutschland

Deutsche Gesellschaft für
Muskelkranke
Bundesgeschäftsstelle
Im Moos 4
D-79112 Freiburg
Telefon: (0 76 65) 94 47-0
www.dgm.org

Landesgruppe Baden-Württemberg
Landesgruppenleiterin
Regina Müller
Feldbergstraße 21
D-68753 Waghäusel
Telefon: (0 72 54) 95 15 92
Fax: (0 72 54) 95 31 46
E-Mail: muellerdgm@freenet.de

Landesverband Bayern
Kurt-Helge Paulus
Altstädter Kirchenplatz 6
D-91054 Erlangen
Telefon: (0 91 31) 2 46 06 und
(09 11) 9 67 62 25
Fax: (0 91 31) 2 46 84

Landesgruppe
Bremen/Niedersachsen
Manfred Schulz
Graf-Stauffenberg-Straße2
D-49078 Osnabrück
Telefon: (05 41) 44 41 80
Fax: (05 41) 4 48 04 70
E-Mail: Dgmschulz@t-online.de

Internetseite der LG Niedersachsen:
http://www.dgm.org/landesgruppen/niedersachsen

Landesgruppe Berlin
Helga Groener
Krusauer Straße 89
D-12305 Berlin
Telefon: (030) 76 50 30 12
Landesgruppenseite:
http://www.dgm-berlin

Landesgruppe Brandenburg
Heinz Strüwing
Am Grabungsfeld 4
D-16303 Schwedt/O.
Telefon: (0 33 32) 46 23 70
Fax: (0 33 32) 46 23 70

Landesgruppe Hamburg
Waldtraut Wießner
Heidelerchenweg 30
D-22399 Hamburg
Telefon: (040) 60 67 93 69
Fax: (040) 60 67 93 79

Landesgruppe Hessen
Karsten Eckhardt
Christian-Reul-Straße 35
D-34121 Kassel
Telefon: (05 61) 28 29 70

Landesgruppe Mecklenburg-Vorpommern
Silke Schneider
Unnerdörp 23
D-18337 Marlow
Telefon: (03 82 24) 8 04 32

Landesgruppe Nordrhein-Westfalen
Guido Niebur
Kölner Straße 68
D-42651 Solingen
Telefon: (02 12) 2 24 51-51
Fax: (02 12) 2 24 51-52
E-Mail: niebur.dgmnrw@t-online.de

Landesgruppe Rheinland-Pfalz
Edgar Döll
Gleiwitzer Straße 8
D-55543 Bad Kreuznach
Telefon: (06 71) 6 63 78
und (06 71) 8 96 04 33
Fax: (06 71) 8 96 04 34
E-Mail: doell@tap.de

Landesgruppe Saarland
PD Dr. Ulrich Dillmann
Uniklinik, Neurologie
Kirrbergerstraße
D-66424 Homburg/Saar
Telefon: (0 68 41) 1 62 41 15
Fax: (0 68 41) 1 62 41 37
E-Mail: neudil@med-rz.uni-sb.de

Landesgruppe Sachsen
Ute Mueller
Johann-Meyer-Straße 13d
D-01097 Dresden
Telefon: (03 51) 411 39 23
Fax: (03 51) 411 39 25
E-Mail: dgm-sachsen@rollpfad.de
Homepage der Landesgruppe Sachsen

Landesgruppe Sachsen-Anhalt
Peter Hoffmann
Bergstraße 36 in
D-06749 Friedersdorf
Telefon: (0 34 93) 5 53 20
E-Mail: MartinLiehr@aol.com

Landesgruppe Schleswig-Holstein
Erika Bade
Stiller Winkel 3
D-23562 Lübeck
Telefon: (04 51) 50 30 34
Fax: (04 51) 50 35 26

Landesgruppe Thüringen
Dipl. Med. Kathrin Bohne
Schobersmühlenweg 8
D-99084 Erfurt
Telefon: (03 61) 2 11 15 90

Schweiz

Schweizerische Gesellschaft für
Muskelkranke SGMK
Kanzleistrasse 80
CH-8004 Zürich
Telefon: (01) 2 45 80 30
www.sgmk.ch

Schweizerische Schwesterorganisation
der SGMK in der Romandie:
Association de la Suisse Romande
et Italienne contre les Myopathies
(ASRIM)
Chemin de la Traverse 12
Boîte postale 179
CH-1170 Aubonne
Telefon: (021) 80 87 41
www.asrim.ch

Österreich

Dachorganisation
Österreichische Gesellschaft für
Muskelkranke – ÖGM
Währinger Gürtel 18–20
A-1097 Wien
Telefon: (01) 4 04 00 31 12
www.members.cello.at/muskelkranke

Oberösterreich
Traute Bayer
Römerstrasse 107
A-4800 Attnang-Puchheim
Telefon: (0 76 74) 6 45 88
Fax: (0 76 74) 6 45 88

Steiermark
Mag. Sabine Bayer
Pomisgasse 13/2
A-8010 Graz
Telefon: (03 16) 81 42 84

Stmk. Kontaktadresse
Erwachsene
Elke Trummer
Mühlgasse 6
A-8330 Feldbach
Telefon: (0 31 52) 27 22

Stmk. Kontaktadresse Kinder
Familie Schöberl
Etzersdorf 32
A-8160 Weiz
Telefon: (0 31 77) 32 30

Hilfsmittel und Sonstiges

Active Communication GmbH
http://www.activecommunication.ch

SKS Rehab AG
http://www.sks-rehab.ch

Rigert AG, Treppenlifte
http://www.rigert.ch

Rollpower-Thurgau
http://www.rollpower.ch

Stiftung für elektronische Hilfsmittel
http://www.fst.ch

Euro-Schlüssel
www.eurokey.ch

Schweizerische Hilfsmittel-Ausstellung, Oensingen
www.sahb.ch

E-Rollstuhl-Hockey
info@iron-cats.ch

Physiotherapie Mathilde Escher-Heim
physio@meh.ch

Autoren

Dr. Denis Bron
Neurologische Klinik
Universitätsspital
Petersgraben 4
CH-4031 Basel

Prof. Dr. Dieter E. Pongratz
Friedrich Baur Institut
Ziemssenstraße 1a
D-80336 München

Lukas Böni
Mathilde Escher-Heim
Orthopädisches Schulheim
Lenggstraße 60
CH-8008 Zürich

PD Dr. Reinald Brunner
Universitäts-Kinderspital beider Basel (UKBB)
Römergasse 8
CH-4005 Basel

Dr. Suzanne Braga
Merzenacker 8
CH-3006 Bern

Univ.-Prof. Ursula G. Froster
Institut für Humangenetik
Philipp Rosenthal-Straße 55
D-04103 Leipzig

Prof. Dr. Tiemo Grimm
Institut für Humangenetik
Biozentrum, Am Hubland
D-97074 Würzburg

Michael Guegel
Rommentalerstraße 62
D-73114 Schlat

Dr. Anna K. Hell
Universitäts-Kinderspital beider Basel (UKBB)
Römergasse 8
CH-4005 Basel

Marianne Hofmann
Mathilde Escher-Heim
Orthopädisches Schulheim
Lenggstraße 60
CH-8008 Zürich

Prof. Dr. Yuka Ishikawa
128 Miyazono-cho
Yakumo
Yamakoshi-gun, 049-3198
Japan

Elisabeth Kropf
Sozialarbeiterin
Sozialdienst Kinderklinik
Inselspital
CH-3010 Bern

Prof. Dr. Jürg Luetschg
Universitäts-Kinderspital
CH-4101 Bruderholz

Prof. Dr. Marco Mumenthaler
Witikonerstraße 326
CH-8053 Zürich

Prof. Dr. Christoph Rehmann-Sutter
Institut für Geschichte und
Epistemiologie der Medizin
Schönbeinstraße 20
CH-4056 Basel

Dr. Jens Rüthemann
Zu den Birken 16a
D-47269 Duisburg

Sachregister